RECAR REGUE- -SE!

Henrik Fexeus
Catharina Enblad

RECAR REGUE- -SE!

**Tradução de
Nina Lua**

1ª edição

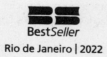

Rio de Janeiro | 2022

TÍTULO ORIGINAL
RELOAD — SÅ BLIR DU
ÅTERHÄMTNINGSSMART

REVISÃO
Eduardo Carneiro

COPIDESQUE
Ligia Alves

CIP-BRASIL. CATALOGAÇÃO NA PUBLICAÇÃO
SINDICATO NACIONAL DOS EDITORES DE LIVROS, RJ

F463r

Fexeus, Henrik, 1971-
    Recarregue-se!: como recuperar a energia do corpo e da mente / Henrik Fexeus, Catharina Enblad; tradução: Nina Lua. – 1ª ed. – Rio de Janeiro: Best*Seller*, 2022.

    Tradução de: Reload: the art of smart recovery.
    ISBN 978-65-5712-215-0

    1. Administração do stress. 2. Burnout (Psicologia). 3. Técnicas de autoajuda. I. Enblad, Catharina. II. Lua, Nina. III. Título.

22-78774

CDD: 158.723
CDU: 159.944.4

Gabriela Faray Ferreira Lopes – Bibliotecária – CRB-7/6643

Copyright © Henrik Fexeus and Catharina Enblad 2019 by Agreement with Grand Agency, Sweden, and Vikings of Brazil Agência Literária e de Tradução Ltda., Brasil.

Copyright da tradução © 2022 by Editora BestSeller Ltda.

Todos os direitos reservados. Proibida a reprodução,
no todo ou em parte, sem autorização prévia por escrito da editora,
sejam quais forem os meios empregados.

Direitos exclusivos de publicação em língua portuguesa para o Brasil
adquiridos pela
EDITORA BEST SELLER LTDA.
Rua Argentina, 171, parte, São Cristóvão
Rio de Janeiro, RJ – 20921-380
que se reserva a propriedade literária desta tradução.

Impresso no Brasil

ISBN 978-65-5712-215-0

Seja um leitor preferencial Record.
Cadastre-se e receba informações sobre nossos lançamentos e nossas promoções.

Atendimento e venda direta ao leitor
sac@record.com.br

SUMÁRIO

PARTE I
Recarga: o que é e por que importa

CAPÍTULO 1 — INTRODUÇÃO   11

CAPÍTULO 2 — BEM-VINDO À RECARGA
A arte de viver a toda a velocidade   17

PARTE II
Recarga: em termos práticos

CAPÍTULO 3 — É ISSO O QUE ACONTECE QUANDO VOCÊ NÃO SE RECARREGA
Você sabe que não é bom. Mas será que tem noção *do quanto é ruim*?   43

CAPÍTULO 4 — QUAL É O SEU NÍVEL DE RECARGA ATUAL?
Faça o teste: você está obtendo toda a recuperação necessária?   75

CAPÍTULO 5 — RECARGA PRÁTICA PARA TODOS
Técnicas para recarregar suas baterias   99

PARTE III
Recarga: sob medida para as suas necessidades

CAPÍTULO 6 — COMO VOCÊ ADMINISTRA SUAS RESPONSABILIDADES?
Três arquétipos para lidar com o dia a dia   157

CAPÍTULO 7 — P, M E G (DE NOVO)
Recargas especiais para os três arquétipos   173

CAPÍTULO 8 — SEU PLANO PESSOAL DE TRÊS SEMANAS
Sinta-se tão bem quanto possível   195

CAPÍTULO 9 — CONCLUSÃO   225

BIBLIOGRAFIA   231

AGRADECIMENTOS AOS ENTREVISTADOS   237

PARTE I

Recarga: o que é e por que importa

Capítulo 1

Introdução

Olá, seja bem-vindo(a)! Estamos muito felizes por você ter separado um tempo para ler este livro. Também sabemos que você tem pouco tempo livre, então prometemos que a Introdução será breve. No entanto, é exatamente esse sentimento de nunca ter tempo suficiente para fazer todo o necessário, que está sempre na sua mente (talvez até esteja neste momento, enquanto você lê), que nos levou a escrever este livro.

Nosso estilo de vida moderno, que nos permite manter relacionamentos com amigos espalhados pelo mundo, viver em estado permanente de conexão, ter acesso constante a bens de consumo de qualquer lugar do planeta e trabalhar onde quisermos, pode nos sobrecarregar e nos levar a um colapso. Sem dúvida você percebeu a quantidade de artigos e livros recentes que anunciam a importância de eliminar o estresse diário, relaxar e se envolver em menos atividades. Há um bom motivo para eles terem sido escritos. Limitar seus compromissos pode ser bom, e é importante. Contudo, sentimos que essa visão do que chamamos de estresse não é diversificada o bastante. Nem sempre são todas as nossas tarefas que estão de fato pesando; muitas vezes o problema é que não abrimos espaço para nenhum intervalo *entre* as atividades em nossa agenda.

Se você é como nós, *gosta* de ter muita coisa a fazer. Não está procurando uma maneira de *parar* de fazer as coisas. Só quer realizá-las de maneira mais inteligente, para evitar se desgastar demais.

Não estamos sugerindo que você ignore o que a ciência nos diz sobre o estresse. O burnout está se tornando cada vez mais comum na nossa sociedade, em um ritmo alarmante. No entanto, se puder incorporar a recuperação como uma parte natural da sua vida, você vai ficar mais resistente aos efeitos nocivos do estresse, e queremos incentivar isso.

Sabemos, também, que este livro pode parecer, pelo menos superficialmente, bem parecido com inúmeras outras obras. Por isso, gostaríamos de começar contando quem somos e por que você deveria nos escutar.

Nossos nomes são Catharina Enblad e Henrik Fexeus. Assim como você, levamos uma vida em que tudo ultrapassa o limite de velocidade. Catharina é jornalista e escreve principalmente sobre saúde e bem-estar. Seu trabalho exigiu que acompanhasse os mais recentes desenvolvimentos em pesquisas sobre estresse e recuperação por muitos anos, e assim ela passou a se interessar muito pelo assunto. Henrik, por sua vez, passou os últimos 15 anos investigando as habilidades e os comportamentos inatos dos seres humanos e é autor de vários livros sobre como utilizar ao máximo nossa capacidade mental. A capacidade de usar a recuperação da maneira correta é peça vital desse quebra-cabeça.

Nenhum de nós dois teria sido capaz de se concentrar em todas as várias demandas que nossa vida nos impõe, ou de juntar a energia necessária para fazê-lo, se também não estivéssemos usando de forma ativa a *recarga* — nosso conceito autoral de recuperação holística. Na verdade, se não o aplicássemos, provavelmente já teríamos pifado há muito tempo.

E, de fato, isso quase aconteceu.

Antes de levar a sério seu interesse pelo valor da recuperação, Henrik passou por um dos momentos mais difíceis da vida. Ficou sobrecarregado, como dizem. Um dia, ele se viu andando pela cozinha como um professor maluco, sentindo que o peito estava prestes a explodir e lutando para conter os pensamentos, que estavam acelerados e fora de controle. A pele formigava como se ele tivesse rolado em uma almofada de alfinetes, e ele pensou que estava prestes a ter um infarto. Mas isso não aconteceu. A ansiedade de ter que lidar com uma situação emocional difícil, além das exigências de ser um pai solteiro funcional de crianças pequenas — e ainda por cima dar conta do trabalho —, o esgotaram de forma lenta e gradual. No fim, o corpo e o cérebro de Henrik disseram "Chega!" — e ele teve uma crise de pânico. Foi uma das piores experiências da vida dele, e não foi nada fácil escapar dela.

Catharina, por sua vez, acabou no pronto-socorro com o coração acelerado. O médico não mediu palavras: "Vá para casa e se deite. Vá direto para casa e se deite imediatamente. Seu coração está batendo muito rápido e você precisa se acalmar."

O chefe dela tinha acabado de adoecer gravemente e todo o escritório estava sob muita pressão para atender a demandas intensas de produção. Além disso, havia três filhos e um marido em casa para cuidar. Ir para casa e se deitar? Sem chance, o médico podia descartar essa possibilidade. Ela simplesmente não tinha tempo para isso. Eficiência é o sobrenome dela. Mas, agora, seu ritmo de vida havia ficado tão intenso que ela não tinha tempo para si. A consulta com esse médico acabou sendo um alerta.

É provável que você já tenha vivenciado os efeitos de seguir em frente a todo o vapor por tempo demais. Isso raramente termina bem, e esperamos que este livro possa ajudar você a evitar essa situação no futuro. Queremos dar as ferramentas das quais você precisa para prosperar em uma vida atarefada — sem cortar as coisas que você de fato deseja fazer. Os métodos que apresentamos aqui são baseados em pesquisas recentes sobre estresse, recuperação, atenção plena, gerenciamento de tempo e outras estratégias destinadas a ajudar as pessoas a gerenciar sua vida. Não é tão difícil quanto parece. Existem técnicas práticas e simples que podem ser usadas a qualquer momento, as quais permitirão que você se recupere física e mentalmente. Algumas delas levam cerca de uma hora, enquanto outras exigem apenas alguns segundos. E todas vão se recarregar.

Chamamos isso de recarga.

Capítulo 2

Bem-vindo à recarga

A arte de viver a toda a velocidade

> *A cura para um cérebro cansado deve ser buscada apenas nas fontes da vida, às quais precisamos retornar.*
> **August Strindberg**

Você vive em um mundo extraordinário, no qual aproveita os frutos de um progresso tecnológico incrível. Se antes tinha objetos físicos perecíveis, hoje você possui dados invisíveis e de fácil acesso que vivem na nuvem. Não há mais necessidade de se limitar a comprar um box de DVDs com uma única temporada de uma série televisiva ou um único álbum em CD. Agora você tem todos os programas de TV e álbuns de música do mundo ao seu alcance, sempre que quiser. Tem aplicativos de mídias sociais no telefone que carrega no bolso, garantindo acesso constante a redes de milhares de pessoas. Pode pagar as compras aproximando seu relógio de um sensor. Até sua geladeira é inteligente.

Mas há um preço a pagar por viver nesta utopia futurista. Acompanhar constantemente as novidades — sejam novos dispositivos, postagens de seus amigos no Facebook, sejam eventos globais — tornou-se uma exigência impraticável que fazemos uns aos outros. O fluxo de informações nunca para, assim como o conhecimento instantâneo está sempre à distância de uma simples pesquisa no Google. No entanto, acompanhar absolutamente tudo o tempo todo é impossível.

Também estamos conectados uns aos outros de jeitos antes inimagináveis, o que torna dificílimo, se não impossível, bloquear totalmente o trabalho ou apenas passar um tempo com a própria companhia. Antigamente era certo que as atribuições e responsabilidades permanecessem somente no escritório. Hoje, recusar-se a responder a e-mails depois do horário de expediente, ou durante as férias, tornou-se uma espécie de "declaração". A resposta-padrão para "Como vai?" era "Tudo bem, obrigado". Hoje é "Estou cheio de coisas para fazer agora!".

Operar a toda a velocidade o tempo todo pode ter diversos efeitos indesejáveis. Talvez você seja uma daquelas pessoas que estão se perguntando o que aconteceu com sua memória. Você era capaz de acompanhar tudo, mas ultimamente precisa anotar cada coisinha para ter qualquer chance de se lembrar delas. Talvez você também não se lembre de como é estar descansado e cheio de energia de verdade. Se esse for o seu caso, você não está sozinho. Hoje em dia muita gente está o tempo todo com uma pressa que não teve a intenção de criar e da qual gostaria de se ver livre.

Todos nós estamos cheios de coisas para fazer neste exato momento

Cada vez mais pessoas estão começando a sentir que nosso ritmo de vida é insustentável no longo prazo, isto é, quando conseguimos sentir alguma coisa. Muitas vezes nem temos tempo para pensar no impacto futuro do modo como estamos levando a vida. Estamos todos nos tornando "sapos ferventes". Dizem que o segredo para ferver um sapo (não que isso seja algo que recomendamos tentar em casa) é colocá-lo em uma panela de água fria e ir aumentando a temperatura aos poucos. Supostamente, o sapo não percebe esse aumento e, assim, fica na panela até que seja fervido vivo. Da mesma forma, não percebemos mais como somos afetados pelos vários estressores (financeiros, psicológicos, emocionais, físicos ou temporais) que a existência moderna nos impõe. Isso pode tornar difícil percebermos que necessitamos de uma mudança e precisamos aprender estratégias específicas para lidar com as exigências que nos são colocadas.

E, mesmo que *esteja* plenamente consciente de todos os aspectos da sua situação, você pode estar enfrentando um dilema desagradável: por um lado, relatórios do Centro de Controle e Prevenção de Doenças dos Estados Unidos, da Agência de Saúde Pública da Suécia e do Instituto Nacional de Saúde Pública da Dinamarca indicam que muitas pessoas sofrem de privação do sono e trabalham muito mais do que deveriam. Estamos todos competindo uns com os outros, e ninguém se atreve a fazer uma pausa por medo de que alguém os ultrapasse. Atualmente a pressão para ter um bom desempenho acadêmico, físico e financeiro começa na infância.

Hoje você sai apressado de uma apresentação para todo o departamento rumo a uma reunião durante o almoço sobre o novo projeto que está gerenciando. Esse tempo todo, certamente você está pensando que precisa muito de um clone para participar de outra reunião importante marcada para o mesmo horário do almoço. Em algum momento do dia, uma lembrança da bolsa de ginástica que você arrumou com tanto cuidado para a competição de atletismo do seu filho passa pela mente. Você a deixou no corredor de casa. Todo dia você pensa se é seu chefe ou são seus filhos que precisam ser vendidos no eBay.

Ou talvez você esteja lutando com o objetivo de se preparar para as provas finais (que caem todas na mesma semana, é óbvio), enquanto também passa muitas horas no trabalho (ou sofre de culpa e pânico por não ter um ainda) e imagina como vai fazer o dinheiro na conta durar até o fim do mês. Quando tem um segundo para respirar, sente o estômago embrulhar ao pensar em como todo mundo parece feliz no Instagram (aparentemente, aqueles malditos têm tempo para aulas de yoga!) enquanto você ainda nem teve tempo de lavar roupa esta semana.

Por outro lado, você acha que os truques de gerenciamento de estresse sobre os quais lê em revistas e livros não funcionarão no seu caso, porque costumam dizer que a pessoa precisa fazer *menos*. Que é exatamente o que você *não* quer.

Você quer continuar preenchendo seu tempo com reuniões e atividades divertidas, emocionantes, educativas e interessantes. *Gosta* de ter uma agenda lotada — desde que esteja cheia de coisas que enriqueçam sua existência, e não apenas o desgastem. Seu grande desafio é saber como encontrar a energia necessária para fazer todas essas coisas divertidas (porque há tantas delas) e ser determinado o bastante para seguir em frente e completar as tarefas menos agradáveis — tudo isso sem se exaurir. Você não quer fazer *menos*; quer *mais energia*.

Mas, se é verdade que temos tendência a nos perder quando vivemos com pressa, isso não sugere que a melhor solução talvez seja parar de fazer tantas coisas? Talvez devêssemos mesmo seguir todos os conselhos que nos ensinaram para o alívio do estresse, reduzir nossas tarefas e nos dar mais tempo para relaxar?

Não.

Parece uma boa ideia. Soa até bem razoável. O problema é que a maioria de nós simplesmente não funciona desse jeito. Há um motivo para você encher sua lista de tarefas e planejar fazer tudo rápido para aproveitar o tempo livre que parece nunca chegar: *você prefere fazer coisas*. Prefere até ter muito que fazer a não fazer nada. E não é o único. Eis um grande segredo sobre a composição psicológica dos seres humanos: a grande maioria de nós gosta de verdade de ter muito que fazer. O mundo está tão cheio de oportunidades, e é difícil resistir ao nosso desejo de experimentar coisas novas. Hoje podemos fazer mais em um minuto do que em um mês inteiro há apenas algumas décadas. As possibilidades são impressionantes. Além disso, uma vida atarefada não é ruim por si só. Na verdade, ter muito que fazer pode ser satisfatório e saudável.

Você *acha* que sonha poder passar três meses no sofá assistindo à Netflix, sem compromissos ou obrigações. Na verdade, isso não faria você se sentir muito bem consigo.

Por um lado, quando temos *muito pouco* a fazer, corremos o risco de sucumbir ao pensamento negativo e de perder nosso ânimo e nossa motivação. Não ter atividades suficientes pode até causar sentimentos de solidão e depressão. Por outro, quando levamos nossa vida a toda a velocidade, ganhamos impulso. Um cronograma apertado também pode nos dar uma descarga de adrenalina, o que pode ser útil. Você talvez tenha notado que tende a realizar mais quando tem muitas outras coisas a fazer. Isso se deve à adrenalina e ao ritmo que ela traz. Quando você já está em movimento, adicionar mais alguns itens à sua lista não costuma ser um problema.

Então, embora muitas vezes os seres humanos modernos se queixem sobre a quantidade de tarefas que precisam realizar, na verdade isso é melhor que não ter o suficiente para fazer. (Ser muito atarefado também pode lhe dar um impulso extra se você for como nós e tiver tendência a procrastinar — quando se tem muito que fazer não há tempo para isso! Quando "mais tarde" não é uma opção, costuma ser mais fácil executar as tarefas da lista imediatamente.)

É por isso que nunca diremos que você deveria fazer menos do que está fazendo. Não há necessidade disso — supondo que sua situação não esteja lhe causando verdadeiros danos (nesse caso, você deve procurar ajuda profissional, além de ler este livro). Na verdade, você precisa de *recuperação inteligente*.

Mesmo que pôr o pé no acelerador lhe dê certo grau de direção e energia, seu tanque de combustível não vai durar para sempre, ainda mais se você forçar o motor ou o mantiver funcionando por muito tempo. O pior erro que cometemos é acreditar que podemos funcionar com eficiência máxima e concentração total para sempre. Alguns de nós (como Catharina, por exemplo) agimos como se o cérebro tivesse uma capacidade infinita de se concentrar. Quando a atenção começa a vacilar, eles acham que uma dose tripla de café expresso — ou simplesmente ir em frente com tudo — é a solução. Lógico que não é.

A solução, se você quiser continuar funcionando e se sentindo bem, é recarregar o cérebro e o corpo com regularidade para dar a eles a energia necessária. Sem recuperação, você corre o risco de correr tão rápido que sua vida sai do controle. Você fica tão ocupado *fazendo* que nunca tem uma pausa para refletir sobre *por que* está fazendo aquilo. Não se permite ter tempo para descobrir o que é importante para você. Nunca tirar o pé do acelerador acaba causando problemas de saúde ou erros graves — o que impede que você tenha uma visão positiva sobre as coisas e faz de você uma pessoa triste, que passa o tempo se perguntando para onde foi sua vida. E isso seria uma pena.

Atualmente existem muitas pesquisas em andamento sobre o estresse, mas poucas sobre a recuperação (além da recuperação puramente física). O professor Göran Kecklund, do Instituto de Pesquisa do Estresse da Universidade de Estocolmo, chega a questionar se alguns dos indivíduos que saem de licença médica por burnout não deveriam receber licença médica por recuperação desestruturada.

O que é recarga?

Usamos o termo recarga para denotar um tipo específico de recuperação. As duas palavras não são sinônimas; o conceito de recarga também inclui o conhecimento de qual forma singular de recuperação é a certa *especificamente para você* e quais ferramentas e exercícios práticos você pode usar para reabastecer sua energia em meio a um cotidiano agitado. A recarga também deve ser entendida como uma recuperação tanto física como mental, uma vez que o escopo da palavra "recuperação" é muitas vezes limitado ao aspecto físico. Quando escrevemos sobre recarga, queremos enfatizar você por completo, não apenas seu corpo. Recapitulando:

> *Recarga é uma forma de cuidar de si por inteiro; tanto do corpo como da mente.*
> *A recarga é prática e eficaz.*
> *Muitas vezes a recarga é incrivelmente rápida.*

Para funcionar da forma ideal, você precisa ser capaz de transitar entre a velocidade máxima e o modo de recuperação eficiente. Seu cérebro tem um sistema de centros nervosos e hormônios os quais permitem que seu corpo descanse entre períodos de esforço. Se não fizer pausas e descansar, seu corpo não será capaz de se recuperar de forma rápida ou eficaz, reparar danos, manter o sistema imunológico funcionando adequadamente ou armazenar reservas de energia — o que, por sua vez, afetará sua capacidade mental. Garantir uma recuperação adequada quando se está indo a toda a velocidade é simplesmente uma maneira de trabalhar *em conjunto* com o seu corpo. É assim que você vai se sentir bem e ter a resistência necessária para manter o desempenho no longo prazo.

Na verdade, você está tirando um tempo para carregar suas baterias enquanto lê este capítulo. Isso significa que, neste exato momento, você está se recuperando de forma inteligente sem perceber! Mas essa é só a ponta do iceberg. Neste livro, queremos ensinar técnicas de recarga mental e física, dicas práticas e fontes de nutrição espiritual as quais você pode usar com regularidade para garantir que consegue continuar fazendo o que deseja (ou que sente que precisa fazer) sem se desgastar demais. Basicamente, a recarga é um conjunto de técnicas de cura para seu corpo e sua mente. Logo após uma corrida, seus músculos têm de descansar para se recuperar. Da mesma forma, seu cérebro e seu corpo precisam de tempo para se recuperar depois de intensas sessões de trabalho.

Mesmo quem gosta de uma vida agitada pode acabar tendo problemas se não tomar cuidado. O que diferencia o método recarga de outras dicas de recuperação é que não queremos que você mude seu estilo de vida. Em vez disso, queremos que você o *complemente*. Este livro é baseado em descobertas de pesquisas recentes e contém técnicas práticas, eficazes e muitas vezes *simples* para restaurar sua energia e calma mental sempre que necessário.

A maioria de nós já percebeu que precisa de recuperação e lida com os desafios diários com a ajuda de um conjunto de métodos caseiros para carregar a bateria. Por exemplo, podemos fazer atividades que trazem como recompensa um alívio rápido sempre que a vida começa a parecer difícil.

É uma ótima ideia, na verdade. A psicóloga Barbara Fredrickson criou uma teoria que chama de *ampliar e construir*. Ela afirma que o principal objetivo das emoções positivas é nos dar motivação para nos envolvermos ativamente com o nosso entorno, em vez de evitá-lo ou de buscar o isolamento. Ou seja: quando nos sentimos bem, estabelecemos relacionamentos mais fortes e contribuímos de forma significativa para o mundo ao nosso redor.

O problema é que esses métodos de recuperação caseiros e "inconscientes" são muitas vezes insustentáveis no longo prazo. Para chegar a esse estado positivo e, assim, evitar a ansiedade ou emoções negativas, temos tendência a fazer coisas como comprar itens supérfluos, beber quantidades desnecessárias de álcool, dormir demais, ficar em casa "fazendo nada", jogar videogame ou maratonar séries.

As emoções positivas que essas atividades nos trazem são, por natureza, muito transitórias. Além disso, podem prejudicar nossa saúde e nosso bem-estar geral.

Em vez disso, a recarga oferece a você uma forma de recuperação mais sustentável, que proporciona um estado positivo mais duradouro a um custo muito mais aceitável.

A recarga tornará você mais inteligente e criativo

Quando integrar a recuperação inteligente à sua vida, você vai poder seguir na velocidade que preferir sem correr o risco de quebrar. Mas também há outras vantagens. Quando suas baterias descarregam, você tende a ficar preso em padrões de pensamento contraproducentes. A recarga regular vai permitir que, em vez disso, você libere recursos mentais. Outra vantagem óbvia é o fato de que você vai estar mais presente em seus relacionamentos quando se recuperar e relaxar por completo. Um terceiro benefício é a liberdade que seus recursos renovados e sua concentração melhorada vão proporcionar para cultivar suas habilidades criativas.

É meio irônico saber que nos dias atuais, uma época em que desfrutamos tantas oportunidades excelentes para desenvolver nossos talentos, também tenhamos nos tornado mais propensos do que nunca a desperdiçar essas mesmas oportunidades. Preferimos nos manter na superfície a mergulhar fundo. Por que passar horas aprendendo alguma coisa sobre si se você pode simplesmente ver algumas citações "profundas" no Instagram?

Usar os exercícios deste livro lhe dará tempo para brincar com seus pensamentos — algo que o psicólogo Edward Hallowell afirma ser um método eficiente para se tornar mais criativo e se sentir melhor. "Brincar" pode parecer uma palavra estranha para se usar em uma discussão sobre como os adultos podem gerenciar sua vida cotidiana, mas, neste contexto, refere-se simplesmente a qualquer atividade que você ache estimulante, interessante ou desafiadora o suficiente para que você pare de pensar em si e mergulhe totalmente no que está fazendo. Se refletir sobre as pessoas que admira e a forma como a vida e a carreira delas se desenrolaram, você vai perceber que elas são capazes de dar muita liberdade às próprias ideias e aos pensamentos. Quando permitir que seus pensamentos vagueiem sem restrições, você vai estar no melhor estado possível para ter novas ideias ou aperfeiçoar as antigas e crescer como ser humano em geral.

Hallowell afirma que muitas vezes definimos o trabalho como algo de que não gostamos de fazer e pelo qual somos pagos para realizar. Brincar, por outro lado, é algo que nos agrada e que, portanto, fazemos em nosso tempo livre.

O trabalho, contudo, também pode ser definido como qualquer atividade que produza valor. E talvez fosse melhor definir o brincar de acordo com a satisfação que isso traz. De acordo com essas definições, não parece haver qualquer motivo para pensar que os dois não podem ser combinados. Se você levar a brincadeira a sério e integrá-la ao trabalho, seu cérebro vai se tornar mais saudável e sua vida vai parecer menos exigente — e seu chefe vai ficar bem impressionado!

A questão toda de ter uma vida equilibrada

Esperamos que já esteja explícito que este livro pretende ensinar você a desfrutar uma vida agitada enquanto se sente melhor que nunca. Mas este *não* é um livro sobre como alcançar o "equilíbrio na vida".

Na verdade, a própria noção de equilíbrio de vida pode trazer um estresse desnecessário a muitas pessoas. Além disso, uma vida equilibrada é uma espécie de mito, por mais popular que seja a ideia. Se você pesquisar "como encontrar o equilíbrio" no Google, vai encontrar mais de dois milhões de resultados que fazem referência a diferentes livros e artigos sobre o assunto. E, embora tenhamos certeza de que alguns deles são sobre finanças, ou a flora microbiana, ou como ficar em uma perna só, é provável que a grande maioria seja sobre como alcançar o equilíbrio na vida.

O problema é que o "equilíbrio" é um fenômeno cuja definição é vaga. Há tantas ideias distintas sobre o que ele é e como alcançá-lo quanto há resultados do Google para o termo. O motivo para isso é que a vida *não é* equilibrada. É óbvio que seria ótimo se todos pudéssemos nos sentir em harmonia, ter paz interior e balancear perfeitamente todos os aspectos da vida. Mas a realidade é que eventualmente a maioria de nós sofre com relacionamentos complicados, famílias disfuncionais ou indigestão após os excessos do fim de semana, e só somos felizes de verdade durante *parte* do tempo. Lidamos com mudanças de humor, hormônios, filhos que se recusam a fazer a lição de casa, notícias na TV, términos de relacionamentos e aquela sensação irritante de estar frustrado consigo e com todos ao redor. *E tudo bem.* Esses problemas do dia a dia podem até motivar você a fazer uma mudança. Alcançá-la, porém, requer trabalhar duro e lidar com oscilações constantes entre estados de felicidade e frustração extrema.

Os seres humanos modernos parecem pensar no "equilíbrio" como uma espécie de estado mítico de harmonia e calma que dura para sempre depois que o atingimos. Mas isso não acontece enquanto a vida real continua mexendo com nossas emoções. (Aqui talvez pudéssemos abrir uma exceção para os monges zen, que encontram o equilíbrio se *desconectando* da vida real. É provável que isso funcione bem se você morar em um mosteiro tibetano, mas não é uma abordagem muito viável para alguém que precisa correr para pegar os filhos na escolinha de futebol.)

A vida é mais como uma gangorra, subindo e descendo — e é assim que tem de ser. Vai continuar assim enquanto você estiver vivo. Nossa sugestão é que você *nem tente* equilibrar essa gangorra; em vez disso, recomendamos que se entregue a ela. Coloque todas as suas necessidades e obrigações, tudo o que quer e precisa fazer, de um lado. Em seguida, ponha todas as suas técnicas práticas de recuperação e recarga do outro. Depois de fazer isso, você pode montar nessa gangorra com o objetivo que quiser — desde que tenha certeza de que está subindo e descendo em perfeita sincronia!

História real

Nome: *Amanda*
Idade: *38*
Profissão: *Gerente de produção de uma agência de publicidade*

"Ao ver meu estado, minha mãe chamou uma ambulância."

Tendo começado em um novo emprego e ficado solteira recentemente, Amanda acabou passando o tempo todo trabalhando. Não havia espaço algum para reposição de forças em sua agenda. Por fim, ela acabou na emergência do hospital.

Pouco antes de seu aniversário de 30 anos, Amanda passou por um período difícil. Ela terminou com o parceiro e começou a sentir que só era boa no trabalho. Então, era isso que fazia: trabalhava constantemente e quase nunca descansava. Em algumas semanas, sua jornada era de quase cem horas. Não havia tempo para a recuperação. Amanda continuava trabalhando mesmo com dores de cabeça, batimentos cardíacos irregulares e sono ruim. Qualquer sinal de alerta era ignorado imediatamente.

"Certa manhã, acordei me sentindo enjoada. O dia passou e, à noite, eu estava me sentindo tão mal que liguei para minha mãe, e ela cuidou de mim. Continuei piorando, então ao ver meu estado, minha mãe acabou chamando uma ambulância. Na verdade eu estava sofrendo de meningite causada pelo vírus do herpes. E eu nunca tinha tido qualquer ferida na boca! O médico disse que meu sistema imunológico tinha basicamente desligado por causa de todo o estresse e da minha falta de recuperação."

No início, Amanda ficou dois meses de licença médica. Em seguida, voltou para a agência de publicidade e passou a trabalhar meio período.

"Minha reabilitação levou um tempo, mas meu estado melhorou aos poucos conforme fui alternando entre trabalhar e passar o tempo na floresta ou no haras, realizando muitas tarefas físicas e práticas. Também venho fazendo alguns exercícios de atenção plena há algum tempo e acho que eles me acalmam. Ah, e faço questão de ter tempo para dormir."

Após cerca de um ano, ela decidiu abrir o próprio negócio.

"Resolvi que era hora de me escutar mais. Desde então, toco meu próprio negócio e faço questão de evitar que ele atinja a lotação máxima. Quero ter tempo para dormir um pouco mais, se precisar, ou passar mais tempo com os cavalos. Eles são uma verdadeira tábua de salvação para mim. Trabalhar nos estábulos me ajuda muito a relaxar. Quando estou lá, minha mente não se preocupa com mais nada."

Cada pessoa é diferente. Amanda aprendeu a respeitar a si e a sua necessidade de recuperação.

"Amo trabalhar — é muito divertido! Mas hoje percebo que também preciso escutar meu corpo e levar a sério o que ele me diz. Caso contrário, as coisas podem dar muito errado."

Vamos falar sobre o estresse e, depois, nunca mais mencioná-lo

Este não é um livro sobre equilíbrio e tampouco sobre estresse. Há décadas ouvimos e lemos que o inimigo número um do bem-estar humano é o estresse. Inúmeros *coaches* e terapeutas basearam sua carreira em nos ensinar a evitá-lo. E, sem dúvida, é verdade que há sérias desvantagens em vivenciar o estresse. Quando estamos em estado permanente de estresse, nossos pensamentos e nosso corpo podem ter problemas muito reais. A Fundação Sueca para o Coração e o Pulmão alertou para o fato de que relatórios de pesquisas e estudos do mundo todo indicam que o estresse pode enfraquecer nosso sistema imunológico e nos tornar mais suscetíveis a infecções. Isso, por sua vez, pode causar doenças cardiovasculares. O estresse pode nos tornar esquecidos, irritáveis e propensos a pensamentos negativos. Essa fundação aponta constantemente, e com razão, que a síndrome de burnout e a exaustão podem prejudicar nossas funções cerebrais.

No entanto, a quantidade certa de estresse pode, na verdade, ser uma ótima fonte de motivação. Pesquisas até sugerem que às vezes o estresse pode ser sinal de um estilo de vida *saudável*. Nem sempre é agradável, mas com frequência é apenas quando o estresse nos atinge que começamos a progredir. Uma equipe esportiva que está perdendo por alguns pontos pode experimentar um senso de urgência que a ajude a encontrar forças para virar o jogo. Tanto Catharina como Henrik podem atestar como o estresse de trabalhar com prazo apertado (mas não apertado demais) foi útil para ajudá-los a encontrar energia para terminar de escrever este livro a tempo.

A quantidade certa de estresse também pode ajudar você a crescer. Qualquer atividade que não seja simplesmente ficar sentado olhando para a parede (ou uma tela) envolve algum grau de esforço. Para aprender coisas novas e se desenvolver como ser humano, você precisa enfrentar desafios. O estresse é um aspecto natural desse processo. Não importa se você quer escalar uma montanha, criar um filho, administrar um negócio bem-sucedido, correr longas distâncias ou apenas desfrutar um casamento feliz — sem dúvida será necessária certa dose de esforço! Ninguém nunca fez nada que levasse a mudanças sem experimentar qualquer tipo de estresse ou desconforto.

A vida é assim.

Sem estresse, nos tornaríamos indiferentes e não concretizaríamos nada — e não valorizaríamos as coisas quando estivessem indo bem. Provavelmente a vida acabaria sendo bem chata. O estresse pode nos desafiar quando estamos enfrentando adversidades e nos dar aquele empurrãozinho extra de que precisamos para realizar o que decidimos fazer.

Basicamente, a vida seria péssima sem estresse. A expectativa de que imprevistos ocorram é natural e compartilhada por todos os seres humanos — além disso, gostamos quando parte dos acontecimentos não é muito previsível. Sem estresse, você pode até ficar estressado com a *falta* dele.

Nossas reações ao estresse também não são necessariamente prejudiciais. Ele não se torna um perigo a não ser que o vivenciemos por um período prolongado sem buscar uma recuperação adequada. Infelizmente, muitas pessoas se esquecem de se concentrar no que importa de fato, nas coisas que Strindberg chamava de "fontes da vida". Em vez disso, começamos a temer o estresse em si. Ele ganhou uma reputação muito ruim nos últimos tempos. A mídia nos diz sempre que ele é prejudicial, e ouvimos muito que os números de licenças médicas relacionadas ao estresse estão aumentando. É lógico que não há nada de bom em sofrer de estresse sem recuperação, e ele vai acabar causando burnout se o deixarmos correr solto. No entanto, *por si só*, o estresse não tem nada de antinatural.

Então, o que exatamente *é* o estresse? O professor de fisiologia Hans Selye deu uma definição que é muito usada na área da saúde. Em termos não técnicos, pode se dizer o seguinte: o estresse é o estado elevado em que o corpo entra quando um ser humano enfrenta um desafio ou uma ameaça. De acordo com Selye, então, o estresse é uma reação fisiológica, e não as condições que desencadeiam a reação, que ele chama de *estressores*. A natureza e a intensidade de uma reação ao estresse são determinadas pela interação constante entre a composição genética do indivíduo e o ambiente. Mas, em essência, o estresse é simplesmente uma reação física cujo objetivo é ajudar você a mobilizar os recursos necessários para lidar com a situação em que se encontra.

Desde que Selye o definiu dessa forma, o conceito de estresse foi ampliado. Hoje, o estresse é até certo ponto considerado relativo e dependente do indivíduo. Também houve a adição de uma dimensão psicológica a ele. Apesar de às vezes falarmos de estresse positivo e negativo, o que determina o tipo de estresse que você experimenta é, na verdade, a maneira como você o *interpreta*. Você o vivencia como algo negativo quando sente que foi submetido a demandas grandes demais, especialmente exigências que estão além do seu controle. Ou quando não está obtendo recuperação suficiente. Você sente o estresse como positivo quando as reações do seu corpo o ajudam a lidar com um desafio da melhor forma possível — um estado que se torna mais provável quando você consegue encaixar o tipo certo de recarga entre situações estressantes.

O estresse é, portanto, uma experiência individual. Simplesmente não há um padrão objetivo para medi-lo. Um ótimo exemplo disso é a forma como os seres humanos tendem a responder a pesquisas sobre experiências de estresse. Isso foi algo que Catharina aprendeu em um emprego anterior. Junto com um especialista em ambiente de trabalho, a empresa contratou uma consultoria para realizar uma pesquisa sobre estresse, entre outras coisas. Os participantes foram questionados se estavam mais estressados naquele dia que nos anteriores, e a maioria respondeu que sim, independentemente de ter mais tarefas para realizar ou não. O especialista em ambiente de trabalho explicou ser esse um comportamento comum e conhecido que é causado pela natureza subjetiva do estresse. Em outras palavras, indivíduos diferentes podem vivenciar a mesma situação de maneiras diferentes. Assim, este livro não pretende ensinar você a evitar o estresse. Não importa se acha que o estresse que sente é positivo ou negativo, é sempre necessário separar um tempo para se recuperar. Por exemplo, a maioria de nós consegue fazer uma boa quantidade de horas extras, desde que considere suas tarefas interessantes e estimulantes. No entanto, depois de um longo período trabalhando até tarde da noite, você vai precisar se concentrar em descansar um pouco, não importa quanto ame seu trabalho.

Mesmo que vivencie apenas o estresse positivo, você precisa recarregar. Sem isso, corre o risco de sofrer uma reação de estresse permanente e prejudicial.

Agora, você talvez esteja pensando que é impossível ter tudo na vida. Mas, na verdade, o que estamos afirmando aqui é que *existe* um jeito de fazer isso. Se não quiser, você não precisa abrir mão de todos os tipos de estresse. Mas precisa, sim, se manter saudável, e pode fazer isso incluindo a recarga em sua rotina diária e fazendo o possível para usar os intervalos importantes entre suas explosões de esforço da forma correta.

Qual é a diferença entre recarga e atenção plena?

Algumas técnicas usadas na recarga são parecidas com o que se costuma chamar de atenção plena, ou *mindfulness*. Sentimos, porém, que a atenção plena ainda tem a fama de ser um pouco esotérica, apesar da quantidade de evidências empíricas a seu favor. Hoje sabemos que a atenção plena pode provocar mudanças reais e mensuráveis tanto na estrutura do cérebro como em nossa capacidade de regular as emoções.

Talvez a aparência do termo *mindfulness* tenha contribuído para dar a ele essa imagem etérea. Na verdade, *mindful* significa simplesmente "atento". Isso quer dizer, portanto, que *mindfulness* pode ser traduzido como *atenção*, o que não soa como algo que envolve muita queima de incenso.

A psicóloga e especialista em estresse Melanie Greenberg nos dá uma boa definição em seu livro *The Stress-Proof Brain* [O cérebro à prova de estresse, em tradução livre], no qual escreve que a atenção plena "cria uma distância saudável entre você e seus pensamentos e sentimentos estressantes, dando-lhe o espaço necessário para escolher como reagir a eles".

De acordo com essa definição, a atenção plena é uma ferramenta que podemos usar para nos ancorarmos no aqui e no agora — um tempo e um lugar que talvez não costumemos priorizar, pois nossos pensamentos tendem a se concentrar no que vamos fazer no futuro. A capacidade de se distanciar de pensamentos negativos ou níveis elevados de estresse é crucial para obter a recuperação necessária. Por isso incorporamos a atenção plena ao nosso conceito de recarga. Mas ele não se limita a isso: neste livro, também ensinamos técnicas para que você regule suas reações corporais, controle seus padrões de pensamento e identifique atividades e experiências positivas que podem proporcionar uma recuperação imediata. Para se recuperar por completo, você precisa envolver todo o seu ser.

Você precisa mesmo de recarga?

Você chegou até aqui! Parabéns! Já passou bem mais tempo aprendendo sobre a recuperação do que com várias outras coisas. E o tempo é um recurso vital. Além da falta de conhecimento, é provável que a falta de tempo seja um dos maiores motivos para deixarmos de adicionar recargas regulares a nossas agendas. Simplesmente sentimos que não temos tempo a perder com recuperação. Mas a verdade é que a recarga *não gasta* tempo; ela *libera* tempo, porque nos dá a energia e os recursos de que necessitamos para continuar levando uma vida ativa.

O primeiro passo que você precisa dar é decidir assumir o controle do próprio tempo, porque é isso que vai determinar sua qualidade de vida. Por mais óbvio que pareça, muitas pessoas são bem ruins em analisar e avaliar as prioridades do dia a dia. Em vez disso, tendem a permitir que o acaso, o tédio ou outras pessoas ditem como vão usar o tempo delas. Reagem aos acontecimentos, em vez de tomar decisões deliberadas sobre como moldar sua vida. Embora nem sempre seja possível controlar a maneira como nos sentimos ou até mesmo o que pensamos, podemos, *sim*, decidir o que fazer ou não.

Sabemos que você tem muitos afazeres e não queremos tomar seu tempo desnecessariamente. Por isso fizemos uma lista para ajudar você a determinar se precisa de mais períodos de recuperação. Essa lista é baseada em um conjunto de sinais de alerta e sintomas de estresse prolongado que compilamos a partir de informações do site de assistência médica sueco *1177 Vårdguiden*, da Escala de Transtorno de Exaustão do Instituto Karolinska e de entrevistas que realizamos com médicos e psicólogos clínicos sobre os efeitos da recuperação insuficiente. Poderíamos ter adicionado mais itens à lista, mas nos limitamos aos tópicos a seguir. Dê uma olhada e veja se algum deles se aplica à sua situação:

- você tem dificuldade para pegar no sono à noite, e talvez acorde cedo de manhã e não consiga voltar a dormir;
- você acha difícil relaxar e se descontrair;
- seu desempenho no trabalho ou nos estudos está sofrendo com falta de concentração e não corresponde às próprias expectativas;
- você não consegue se concentrar tanto quanto antes;
- você bebe muito café ou álcool, ou consome outras substâncias para manter os níveis de energia e controlar o estresse;
- sua memória está prejudicada;
- você anda irritável e intolerante com o comportamento de outras pessoas. Ou, do seu ponto de vista, você "parou de aceitar desaforo";
- você sente que está prestes a explodir (e talvez tenha também sentimentos de ansiedade);
- você perdeu o desejo sexual;

- você sente que não tem tempo suficiente, o que o leva a trabalhar ainda mais rápido;
- descanso, lazer, diversão ou tempo com os amigos e a família não são suas prioridades porque você não tem tempo.

Você nota que alguma dessas afirmações se aplica ao seu caso? Talvez até mais de uma? Já imaginávamos. Você é como nós — está precisando muito recarregar-se. Fique à vontade para segurar nossas mãos, se isso fizer você se sentir melhor. Porque daqui a pouco vamos acelerar o ritmo. No entanto, antes de começarmos, gostaríamos de deixar uma coisa explícita: há um limite para a ajuda que um livro como este pode lhe oferecer. Se você está sofrendo de problemas graves e/ou entrou em estado de crise, precisa consultar um médico ou um psicólogo. Se tiver qualquer suspeita, mesmo que leve, de que está em risco — porque está sofrendo de depressão ou ansiedade, por exemplo —, é essencial que sua prioridade número um seja procurar ajuda profissional.

* * *

Antes de passarmos a apresentar técnicas de recarga, gostaríamos de dar uma olhada mais detalhada no que acontece em seu interior quando você *não* obtém recuperação suficiente. A esta altura você já percebeu que nem seu corpo nem seu cérebro se beneficiam de serem submetidos a um esforço excessivo por longos períodos. Mas supomos que talvez você não saiba exatamente o que acontece dentro do seu corpo quando está sofrendo de estresse. Sugerimos que respire fundo antes de virar a página e começar a ler o próximo capítulo. A Parte II deste livro pode ser desconcertante.

História real

Nome: *Stefan*
Idade: *26*
Profissão: *Médico*

"Estou tentando equilibrar tudo."

Ser novo tanto em um local de trabalho como em um país é um baita desafio. O médico Stefan luta para encaixar a recuperação em sua vida.

Stefan chegou à Suécia há menos de um ano para trabalhar como médico. Ele cresceu na Moldávia e estudou na Romênia. Atualmente, trabalha em uma clínica bastante movimentada nos arredores de Estocolmo. Muitas vezes atende mais de dez pacientes por dia.

"Raramente tenho tempo para fazer uma pausa. Mas, na verdade, o que eu acho mais desgastante é a responsabilidade. Eu me cobro muito e percebo que isso às vezes pode se virar contra mim. Quando chego em casa, só consigo pensar no trabalho. Fico preocupado com a possibilidade de ter esquecido alguma coisa ou deixado algo passar batido. Ou então me preocupo com pacientes que estão passando por problemas sérios de saúde. Isso torna difícil relaxar e me recuperar."

Stefan tentou abrir espaço para mais recuperação em sua vida. Mas isso não é muito fácil quando se é novo não apenas no trabalho, mas também no país. Depois de fazer um curso intensivo ao mesmo tempo em que começava no emprego, Stefan logo se tornou fluente em sueco e começou a estabelecer uma rotina diária, o que inclui seus hábitos de deslocamento e trabalho. No entanto, encontrar seu espaço na sociedade sueca se mostrou um desafio maior.

"Venho de um país muito mais difícil, onde a população é mais pobre. Lá, porém, as pessoas costumam se encontrar para beber ou conversar. Psicologicamente falando, lá é mais fácil. Aqui, até agora tive dificuldade para conhecer pessoas. Por isso passei a me sentir muito isolado."

Com tudo isso, manter o namoro foi um desafio enorme para ele.

"Depois do trabalho, eu ficava completamente exausto. Decepcionei minha namorada muitas vezes. A coisa foi ficando insustentável e eu me sentia insuficiente, então terminei com ela."

O que você faz para quebrar esse círculo vicioso?

"Às vezes vou e volto de bicicleta para o trabalho. É uma distância longa, mas, quando chego em casa, quase sempre vejo que estou com mais energia do que se tivesse usado o transporte público. Tanto andar de bicicleta como ter uma meta para o futuro ajudam."

Quais são seus pensamentos sobre o futuro?

"Eventualmente acontece de eu atender pacientes que não são muito legais, e acabo gastando toda a minha energia para simplesmente lidar com a situação. Isso me deixa com raiva, e acho que as pessoas devem se lembrar de serem educadas, independentemente de estarem em uma loja ou em uma consulta médica. Você está lidando com um ser humano que merece ser tratado com respeito. Mesmo assim, tenho certeza de que as coisas vão continuar melhorando para mim no futuro, apesar das dificuldades de ser novo no trabalho e no país. Quero conquistar alguma coisa. Essa é minha maior fraqueza, mas também minha fonte de força — estou tentando equilibrar tudo."

PARTE II

Recarga: em termos práticos

Capítulo 3

É isso o que acontece quando você não se recarrega

Você sabe que não é bom. Mas será que tem noção *do quanto* é *ruim*?

Ficamos gratos por você reservar um tempo para ler este livro. Mas talvez, lá no fundo, você esteja sentindo a pressão de todas as outras coisas que precisa fazer. Tem certeza de que não está ocupado demais para estar fazendo uma pausa para ler? Talvez você devesse resolver alguns itens da sua lista de tarefas?

Uma dica: não.

Nem seu corpo nem seu cérebro foram projetados para continuar funcionando sem parar, como uma máquina. O preço a pagar por ficar sobrecarregado o tempo todo é o dano que isso vai causar aos seus relacionamentos, ao seu bem-estar e à sua saúde. Em vez disso, você deveria se parabenizar. Já foi provado que aprender coisas novas é uma ótima forma de recuperação.

Neste capítulo, vamos contar o que acontece com seu corpo e seu cérebro quando você corre sem parar e sem se recuperar. Estamos convencidos de que isso vai lhe estimular ainda mais a incluir mais recarga em sua agenda diária.

Você sofre por inteiro

Se você não se recuperar, seu estado psicológico logo vai sofrer as consequências. Você vai ficar irritadiço, vai sofrer uma diminuição na qualidade de vida e se sentir cansado e frágil. Problemas de saúde mental se tornaram o principal motivo para licenças médicas de mais de duas semanas, de acordo com estatísticas da Försäkringskassan, a agência sueca de seguro social.

No entanto, a falta de recuperação também afeta seu físico. Quando o corpo não consegue se recuperar, muitas consequências ruins começam a acontecer. O cérebro, o coração, o metabolismo, o sistema digestivo — na verdade, seu corpo inteiro corre risco se você não se recuperar adequadamente, de acordo com os médicos que entrevistamos. Em colaboração com o Instituto de Pesquisa do Estresse, a clínica de estresse Stressmottaningen demonstrou que o estresse de longo prazo tem um efeito negativo nas funções do sistema imunológico.

O sistema imunológico é o sistema de defesa do corpo. O serviço sueco de assistência médica 1177 Vårdguiden e os médicos que entrevistamos ressaltam que esse sistema existe para nos proteger de infecções virais e bacterianas e também eliminar células cancerígenas.

Se você não ouvir seu corpo dizendo que precisa se recuperar... ele simplesmente vai precisar falar mais alto para ter certeza de que você entendeu o recado. Foi o que aconteceu com o corpo de Henrik quando ele teve a crise de pânico sobre a qual você leu na Introdução. Ele escapou dela prestando atenção no que estava acontecendo de fato e identificando as várias sensações corporais que estava experimentando. O formigamento na pele, a pressão no peito e a respiração rápida eram pistas que sugeriam que o sistema dele estava cheio de adrenalina, o que explicava sua ansiedade intensa. Essa percepção significou que ele não podia mais considerar aquelas sensações como verdadeiras, mesmo que os pensamentos cheios de pânico parecessem muito reais.

Ao compreender e reconhecer o que estava acontecendo com seu corpo, Henrik conseguiu esperar pacientemente até que o fluxo de adrenalina diminuísse, a ansiedade desaparecesse e ele pudesse voltar a respirar do jeito normal. Não foi fácil, mas funcionou. E o corpo dele deu o recado: "Ei, hora de fazer uma pausa necessária!"

A função mais importante da recuperação é desacelerar e encerrar os processos que causam desgaste ao corpo. Isso também dá a você a chance de se renovar.

O impacto no seu peso

Há diferentes maneiras de medir nossas reações à deficiência na recuperação. O Instituto de Pesquisa do Estresse afirmou que vários estudos indicam que pessoas saudáveis adquirem concentrações elevadas de cortisol quando enfrentam pressão psicológica intensa e/ou pressão social de circunstâncias como o desemprego, a fase terminal da doença de um ente querido, um desastre nuclear, uma suspeita de câncer de próstata, ou — em especial se o indivíduo trabalhar como motorista de ônibus, por exemplo — o trânsito caótico. Para um estresse de longo prazo, essas medidas podem ser difíceis de interpretar, pois a capacidade do corpo de regular os níveis de cortisol no sangue pode estar desequilibrada.

No entanto, o cortisol continua sendo uma boa maneira de medir a quantidade de tensão que alguém está sofrendo. Se já leu um livro ou artigo sobre estresse, você com certeza se deparou com o nome dessa substância.

O cortisol não é apenas um indicador de estresse; ele também causa uma série de efeitos indesejáveis.

Em termos puramente biológicos, funciona assim: quando você está sob pressão, ou trabalhando em um ritmo altamente acelerado por mais de alguns minutos, o hipotálamo, localizado no cérebro, manda um sinal para a glândula pituitária, que começa a liberar hormônio adrenocorticotrófico (ACTH, na sigla em inglês). Isso, por sua vez, emite um sinal para as glândulas suprarrenais começarem a produzir cortisol, noradrenalina e adrenalina.

O cortisol eleva o açúcar no sangue e estimula o fígado a produzir glicose, que o cérebro usa para ficar alerta e acordado. O cortisol também prepara os órgãos internos para suportar dores e lesões e suprime funções que não são essenciais em situações de vida ou morte, como a digestão, a reprodução, o crescimento e a resistência a doenças.

Se o cortisol permanecer presente no corpo por muito tempo, porém, a supressão prolongada do sistema imunológico tornará você mais suscetível a infecções. É por isso que as pessoas que precisam suportar pressões intensas tendem a adoecer com tanta frequência.

No curto prazo, a adrenalina faz você sentir menos fome, pois redireciona o sangue dos órgãos internos para os principais grupos musculares, a fim de prepará-los para uma reação de lutar ou fugir. No entanto, a adrenalina é uma fonte temporária de energia. Depois que ela sai do sistema, o cortisol permanece para que o corpo saiba que é hora de você se reabastecer.

Nossos ancestrais lutavam contra animais selvagens, o que consumia muita energia. Por isso, o corpo deles precisava ser reabastecido com grandes quantidades de glicose e gordura. Por sua vez, as batalhas que os seres humanos modernos enfrentam costumam ter uma natureza menos física. Elas têm menos a ver com lutar contra tigres e mais com descobrir como pagar as contas ou como encontrar energia para trabalhar por mais algumas horas. Em outras palavras, gastamos muito menos energia que nossos ancestrais — quase nenhuma, comparativamente. Mas nosso sistema neuroendócrino não acompanhou essa mudança em nosso estilo de vida — você só sabe que seus hormônios estão a todo o vapor e que isso torna aquele pote de sorvete no freezer mais tentador do que nunca.

O cortisol também afeta o sono, o que explica por que você tende a comer mais alimentos prejudiciais à saúde quando está cansado. O sono irregular pode fazer você armazenar mais gordura e encolher os músculos. Isso vai além de causar a propensão a buscar conforto na comida quando se sente exaurido. Vários estudos, entre eles um do pesquisador Jonathan Cedernaes, da Universidade de Uppsala, na Suécia, indicam que a privação do sono pode causar ganho de peso. Quando você dorme mal, o tecido adiposo tenta armazenar mais gordura, enquanto o tecido muscular mostra sinais de aumento da degradação, e sua capacidade de utilizar o açúcar no sangue que circula é enfraquecida. Portanto, o sono irregular à noite aumenta o risco tanto de excesso de peso quanto o risco de desenvolver diabetes tipo 2.

Resumindo, isso significa que uma vida com estresse constante e falta de recuperação pode elevar permanentemente seu nível de açúcar no sangue e fazer seu corpo reter o excesso de gordura — em especial ao redor da cintura. Portanto, se você come quando se sente estressado ou deprimido, ou se não consegue perder peso — não importa quantas calorias remova da dieta —, isso pode ser causado pelo açúcar no sangue e pelo fato de você estar continuamente soltando cortisol em seu sistema. Ao começar a trabalhar em sua recuperação com as técnicas de recarga, você talvez consiga se livrar do excesso de gordura na barriga sem precisar mudar a dieta!

O impacto no seu sistema nervoso

Se você correr a toda a velocidade ou sofrer estresse intenso o tempo todo, isso também vai afetar o seu sistema nervoso autônomo. O trabalho dele é regular as funções automáticas do corpo, como a pressão arterial, a pulsação e a respiração. O sistema nervoso autônomo é dividido em dois subsistemas: o simpático e o parassimpático. São eles que permitem a alternância entre um estado de repouso e um estado de emergência. Em situações muito tensas as quais você vivencia, seu sistema nervoso simpático é acionado para impulsionar a excreção hormonal, como descrevemos antes.

Isso ocorre toda vez que nos encontramos em situações intensas ou críticas, e é algo inofensivo, desde que não aconteça com muita frequência ou por muito tempo e supondo que seu corpo obtenha recuperação suficiente. A ideia é que seu sistema nervoso parassimpático assuma o controle e suavize os efeitos do sistema nervoso simpático quando o perigo passar — e isso tem a função de estabilizar os hormônios e reduzir o nível de cortisol.

Entretanto, os pesquisadores Ronald e Janice Glaser observaram que, se o gatilho continuar sendo puxado — por exemplo, se você passar por um período difícil prolongado ou se estiver em um ambiente que gere fontes de irritação infinitas —, o sistema nervoso simpático pode ficar preso no modo de ação máxima, o que significa que os efeitos dele não podem mais ser suavizados. Nesses casos, o corpo e o cérebro ficam em estado de prontidão constante, mesmo em situações em que isso é desnecessário.

Quando obtém uma recuperação regular que lhe permite retornar ao seu estado normal de descanso, você funciona como um carro no trânsito: pisando no acelerador quando necessário, evitando os outros veículos e freando no sinal vermelho. No entanto, se o seu sistema nervoso simpático está comprometido e não funciona como deveria, é como se os freios do seu carro tivessem quebrado e alguém tivesse colocado um tijolo no acelerador. Isso não apenas desgasta o seu motor, como também representa um perigo imediato se houver outros carros na estrada.

O impacto no seu coração

Quando você trabalha duro por muito tempo sem se recuperar, isso também pode prejudicar o coração e o sistema vascular. Pesquisas indicam que o coração é afetado tanto de forma imediata como de modo indireto durante todas as fases do desenvolvimento de doenças cardiovasculares. O médico-chefe e professor Jan Nilsson, do Hospital Universitário Skåne e da Universidade Lund, é cardiologista. Em uma entrevista, ele explicou que, se formos submetidos a um estresse prolongado sem qualquer oportunidade de recuperação, isso pode causar vários tipos diferentes de danos ao coração e aos vasos sanguíneos.

Você acabou de ler que a adrenalina e a noradrenalina impactam o fluxo sanguíneo. Elas também aumentam a pressão arterial e fazem o coração bater mais rápido. Se você não tiver tempo para se recuperar, isso pode ser prejudicial. A elevação constante da pressão arterial pode, entre outras questões, causar o endurecimento dos vasos sanguíneos. Isso, em conjunto com o aumento da pressão arterial, exige que o coração trabalhe mais. A tendência do sangue a coagular, combinada com a pressão arterial elevada, aumenta o risco de um acidente vascular cerebral. Um maior nível de cortisol também pode causar sensibilidade à insulina (voltaremos a isso daqui a pouco) e, por fim, diabetes, que por sua vez também aumenta o risco de doenças cardiovasculares.

A falta de recuperação também pode ter um impacto indireto sobre a saúde cardiovascular, pois costuma se correlacionar com distúrbios do sono, tabagismo e falta de exercício físico. O estresse também aumenta o desgaste do coração. Combinados com a falta de recuperação, diferentes tipos de estresse grave também demonstraram aumentar o risco de infartos e outros problemas.

O estresse sério e duradouro pode literalmente causar a síndrome do coração partido, que, na verdade, é chamada de cardiomiopatia de Takotsubo. Até pouco tempo atrás, essa doença passava bastante despercebida. Os sintomas muitas vezes são confundidos com os de um ataque cardíaco. Ela pode matar, mas, em geral, as chances de sobrevivência são boas. Quem sofre dessa síndrome tende a se recuperar mais rápido que os sobreviventes de infarto. Em geral, só é necessário que o paciente se dê tempo suficiente para se recuperar. Quando a tensão mental diminui e a pessoa se sente cuidada e tem um período tranquilo, as coisas costumam melhorar, mesmo que a recuperação completa possa levar alguns meses.

A síndrome do coração partido afeta principalmente mulheres de meia-idade e com alto grau de instrução. No entanto, uma grande pesquisa realizada no Instituto Karolinska, na Suécia, revela que, ao contrário do que ocorre com muitas outras doenças cardiovasculares, os portadores da síndrome do coração partido não apresentam fatores de risco tradicionais, como tabagismo, pressão alta e diabetes, com tanta frequência. Em vez disso, a síndrome está associada a uma pressão física e psicológica excessiva. Em outras palavras, a falta de recuperação pode, por si só, ser um sério fator de risco nesses casos.

Mas não há necessidade de deixar as coisas chegarem ao ponto em que você sofre de doenças cardiovasculares. A falta de recuperação pode prejudicar o coração de várias maneiras. Quando Catharina continuou em alta velocidade por meses a fio sem se recuperar (você leu sobre essa fase da vida de Catharina no início do livro), em dado momento o coração dela começou a acelerar tanto quanto o cérebro. Um médico queria que ela saísse de licença médica para ter tempo de relaxar, mas Catharina recusou. Contudo, ela foi lembrada do fato de que até mesmo viciados em extensas listas de tarefas precisam abrir espaço para uma recuperação periódica em sua agenda para manterem-se saudáveis no futuro. Catharina estabeleceu limites mais definidos no trabalho para liberar mais tempo para se recuperar. Durante suas novas pausas programadas, ela começou a fazer exercícios ao ar livre com um grupo de amigos. Cansar-se fisicamente e bater papo com os amigos foi uma combinação milagrosa. Ela também baixou um aplicativo e começou a fazer breves exercícios de atenção plena no trabalho. Pouco depois da consulta com o médico, o coração dela voltou a bater de forma relaxada e agradável.

O impacto no seu cérebro

Mudanças podem ser observadas no cérebro de pessoas que sofreram burnout, isto é, que adoeceram por exaustão extrema devido à falta de recuperação. Isso foi demonstrado pela psicóloga Agneta Sandström em sua tese na Universidade de Umeå. A tese é baseada em dados de três estudos. Em um deles, pacientes que tinham recebido tratamento para síndrome de exaustão foram comparados a pacientes com depressão e a um grupo controle saudável. Todos os participantes do estudo foram convidados a fazer um teste de memória enquanto o cérebro era radiografado por uma máquina de ressonância magnética. Descobriu-se que o grupo que sofria de burnout exibia menos atividade nas partes do cérebro responsáveis pelo planejamento e execução de tarefas. Esses pacientes também se distraíam com facilidade. Nem os deprimidos nem os totalmente saudáveis apresentaram essas alterações no cérebro.

O ideal não é necessariamente uma existência cotidiana em que você fique sedado e calmo o tempo todo. Quando um cachorro se livra da coleira, corre para a rua e passa bem na frente do seu carro, é bom que seu corpo tenha o recurso de um modo de emergência, para que você seja capaz de pisar no freio *rápido*. Felizmente, não há como evitar as respostas fisiológicas do corpo, mesmo que você assim deseje. Se não fossem as liberações de cortisol e adrenalina, os seres humanos já estariam extintos há muito tempo, pois não teríamos conseguido escapar de tigres cuja intenção era a de nos devorar, por exemplo.

No entanto, se permanecermos o tempo todo nesse modo de emergência, isso vai nos causar problemas. No fim das contas, as funções do cérebro serão prejudicadas.

O impacto no seu metabolismo

Já sabemos que viver em alta velocidade pode afetar o açúcar no sangue. E ele tem um melhor amigo: a insulina. Quando você não obtém alguma recuperação, os níveis de glicose no sangue são afetados de uma maneira que muitas pessoas deixam passar batido, mas que pode ter graves consequências negativas. O médico e pesquisador Mithu Storoni explica assim: a insulina desempenha papel semelhante ao de um guarda-costas, regulando a taxa de açúcar no sangue. O excesso de glicose é ruim para você. Portanto, se ela chegar a um nível muito alto, a insulina abre uma porta para as outras células do corpo, permitindo que o açúcar entre nelas e limitando, assim, a taxa de glicose no sangue.

Por acaso, a insulina também é o guarda-costas mais amigável de todos os tempos, mantendo a porta das células aberta o dia todo. Isso significa que toda vez que seu nível de açúcar no sangue sobe, parte dele pode chegar à festa dentro de suas células para que a taxa de glicose volte ao normal. Uma exceção é quando você se vê em uma situação a qual exige que o cérebro receba um pouco mais de capacidade de processamento — por exemplo, quando você precisa calcular instantaneamente o melhor jeito de não ser devorado por um tigre (que, ao que parece, é um bicho persistente). Quando isso acontece, sua insulina fecha a porta para as células. Então, o nível de glicose no sangue vai se acumulando até que a festa chegue à única parte do seu corpo em que a porta está sempre aberta: o cérebro.

A condição em que seu corpo resiste dessa forma à principal função da insulina é chamada de resistência à insulina. Em situações críticas, ela pode salvar sua vida ("Aha! Acho que aquela árvore deve aguentar meu peso se eu subir nela!"). No entanto, caso se torne um estado permanente, a resistência à insulina pode causar danos graves, porque tanto seu corpo como seu cérebro precisam de insulina para funcionar corretamente.

As células internas do cérebro são conectadas por pequenas pontes chamadas sinapses. Nosso cérebro está sempre preparado para construir pontes desse tipo, e a insulina o ajuda nisso. Em estudos realizados tanto em animais como em humanos, observou-se que fornecer insulina extra ao cérebro tem um efeito benéfico na memória e no aprendizado — em outras palavras, mais pontes que o normal são construídas nesse estado. Entretanto, se o corpo reprimir a função da insulina por muito tempo, isso pode ter um impacto *negativo* nas habilidades mentais.

Além disso, como mencionamos, a resistência à insulina provoca um aumento da taxa de açúcar no sangue, que, por sua vez, tem ligações diretas com a depressão. E este é o problema: se evitar a recuperação, você vai se tornar resistente à insulina. Não é preciso muito para que isso aconteça. Em um estudo realizado em ratos, só foi preciso submetê-los a algumas horas de estresse diário para torná-los resistentes à insulina. Os seres humanos não têm muitas vantagens em relação aos ratos nesse aspecto.

Além disso, o estresse físico não é necessário para que isso aconteça. Uma reação emocional pode ser suficiente. Na verdade, uma das possíveis causas que contribuem para o burnout no local de trabalho é a pessoa ter a *sensação* de que todos os esforços despendidos por ela estão passando despercebidos. Você sente que está dando duro, mas que ninguém está vendo ou reconhecendo isso — nem o recompensando! Em um estudo envolvendo quase 1.500 trabalhadores alemães, constatou-se uma conexão entre a sensação de ser desvalorizado no trabalho e um fenômeno conhecido como síndrome metabólica. Essa síndrome envolve resistência à insulina, pressão arterial alta e obesidade. A descrição a seguir pode parecer uma caricatura insensível de certo tipo de colega de trabalho que todos conhecemos: gordo, ruborizado e deprimido. E, embora no passado talvez achássemos que essa pessoa só precisava respirar fundo, ver o lado positivo das coisas e reduzir um pouco o consumo de cerveja, hoje sabemos que a situação pode ser causada pelas mudanças fisiológicas envolvidas na resistência à insulina — que, por sua vez, é causada por uma situação insustentável do ponto de vista emocional.

Novamente, o corpo cai em uma espiral descendente. Sofrer emoções negativas por períodos prolongados, então, pode causar resistência à insulina, o que causa níveis excessivos de açúcar no sangue, que por sua vez pode causar depressão. E isso, em seguida, pode exacerbar a resistência à insulina. A única maneira de quebrar esse círculo vicioso, recuperar um fluxo dinâmico de insulina e, assim, restaurar o humor e as habilidades cognitivas é se recuperar.

Calibrar a dieta e o nível de exercício pode melhorar muito a defesa contra a resistência à insulina — mesmo que você escolha pisar no acelerador por bastante tempo.

O impacto no seu estômago

Viver constantemente em alta velocidade sem se dar tempo para a recuperação é a causa mais comum de problemas digestivos. Esse comportamento também pode agravar uma série de possíveis questões estomacais preexistentes.

Uma condição digestiva comum é a dispepsia, também conhecida como gastrite. A dispepsia é uma reação comum ao estresse, o que significa simplesmente que você tem um estômago sensível. A *dispepsia* pode ser definida como uma espécie de indigestão. Não é uma condição médica em si — na verdade, é um conjunto de sintomas que têm origem no trato digestivo, como se sentir empanturrado assim que começa a comer, apesar de estar com fome, ou ficar com a barriga inchada, ou ter azia e refluxo.

A dispepsia é apenas um dos muitos problemas estomacais que podem ser provocados por viver a todo o vapor sem se recuperar. Seu corpo é muito inteligente. Já falamos sobre como a adrenalina redireciona a energia dos processos digestivos para os seus músculos quando você enfrenta uma ameaça, como nosso velho amigo tigre, porque isso aumenta suas chances de sobrevivência. No entanto, quando a mesma função fecha seu sistema digestivo porque seu chefe está lhe mandando vários e-mails, e de novo porque você tem de buscar um filho doente no jardim de infância, e mais uma vez quando você percebe, de repente, que esqueceu o aniversário da sogra — bem, isso faria qualquer um ficar com gases e uma cólica estomacal horrível.

Outro exemplo de como seu estômago pode sofrer quando você se estressa sem se recuperar é a síndrome do intestino irritável. A especialista em saúde Anitha Risberg e a cientista comportamental Desirée Risberg afirmaram que a síndrome é uma das aflições mais comuns do mundo. Não é uma condição maligna nem contagiosa. Os sintomas podem variar, mas todos os pacientes sofrem com dores de estômago.

O impacto na sua mente

Não dar ao seu corpo tempo suficiente para que ele volte aos níveis normais não apenas o desgasta fisicamente, mas também tem um impacto mental. Os sinais mais óbvios disso são irritabilidade, exaustão, choro fácil e sensação de desconexão emocional. O doutor Anton

Loonen e a pesquisadora de saúde mental Svetlana Ivanova determinaram que, em circunstâncias muito ruins, a pessoa também pode sofrer com sentimentos extremos e duradouros de baixa autoestima e melancolia. Em geral, é necessário um tratamento mental ou médico para sair desses estados.

Um motivo pelo qual seu humor pode ficar sombrio a esse ponto é uma recuperação insuficiente. Sem recuperação, sua visão de mundo é distorcida de forma infeliz e prejudicial. Você começa a ver tudo de uma perspectiva negativa e tem tendência a enxergar o menor comentário como um ataque pessoal. As pessoas que ficam na sua frente na escada rolante estão fazendo isso para irritar você, seu chefe provavelmente vai lhe demitir e sua convicção de ser na verdade um peso morto inútil passa a dominar você. Não é culpa sua; isso tem a ver com o fato de que seu cérebro tem duas partes.

Por um lado, há a parte racional, localizada nos lobos frontais. Ela quer chegar a decisões baseadas em raciocínio, cálculo de consequências e deliberação. O cérebro racional é capaz de tirar conclusões complexas e planejar o futuro.

Por outro lado, existe o cérebro emocional, que age apenas com base no que passa uma *sensação* boa. Ou ruim. Neste exato momento.

Quando você opta por agir de determinada forma, isso é resultado de uma negociação intensa entre essas duas partes. O cérebro racional analisa e questiona a validade das suas conclusões. Ele percebe que tem alguém com o semblante fechado, mas leva o contexto em consideração para determinar o que isso significa: "Ele ficou mesmo irritado por você perguntar qual era o hobby dele, ou será que a bebida dele estava muito amarga?" O cérebro racional leva tempo para pensar.

A parte emocional do cérebro age de forma oposta. Ela reage de modo automático, imediato, e não se importa muito com o *motivo* de estar tendo aquele sentimento. Ela produz um pequeno nó no estômago, junto com o pensamento: "Droga, agora ele está estressado, e aposto que a culpa é minha!"

Conclusões emocionais como essa talvez não fossem um problema tão grande, não fosse pelo fato de que o cérebro emocional tem uma forte tendência a reagir de maneira negativa em vez de positiva, como foi demonstrado pelo professor de psicologia John Cacioppo e muitos outros. Isso não tem a ver com sua personalidade; é apenas um fato sobre a maneira como fomos projetados. Antigamente, considerações emocionais desse tipo eram muito importantes para a nossa sobrevivência. Em grande parte, o trabalho do cérebro emocional é reagir depressa a diferentes sinais no ambiente para determinar se eles indicam perigo. É um trabalho o qual exige que as decisões sejam tomadas com muito mais rapidez do que a parte racional do cérebro é capaz. Além disso, uma vez que as decisões do cérebro emocional foram essenciais para a nossa sobrevivência até alguns milhares de anos atrás, ele não gosta de correr muitos riscos. Sempre agiu de acordo com este princípio: "É melhor eu tratar isto como perigoso e acabar errando que o contrário. Prefiro passar vergonha a morrer."

Por isso ele ainda prefere conclusões negativas. Só por precaução. Ignora completamente o fato de que os acontecimentos sobre os quais está tirando conclusões precipitadas podem ser muito mais complexos do que pensa. Em outras palavras, o cérebro emocional é programado para produzir uma imagem distorcida da realidade.

Essa é uma precaução *temporária* útil, que pode nos ajudar a evitar situações como sermos devorados. Mas é menos benéfica quando você mantém a parte emocional do cérebro ativada sem necessidade, pois nesse caso você continua a fazer suposições inconscientes negativas e (geralmente) equivocadas — por exemplo, você consegue se convencer de que está em uma situação ruim, mesmo quando não há qualquer evidência para essa conclusão. Além disso, você nunca percebe que está fazendo isso.

Se tiver tempo, seu cérebro racional vai desejar examinar primeiro todos os fatos relevantes de uma situação. Depois disso, vai formular uma teoria sobre como as várias partes se encaixam. O cérebro emocional, por sua vez, se relaciona com o mundo externo por meio de um filtro ou uma bolha. Ele adota a abordagem contrária: primeiro se convence a acreditar em uma teoria baseada no próprio enfoque negativo. Em seguida, interpreta os sinais no ambiente de uma forma que corresponda a essa teoria — por exemplo, reconhecendo apenas dados que dão suporte à sua crença preexistente e ignorando ou interpretando mal qualquer coisa que a contradiga. "Você não me acha atraente; só está dizendo isso porque sente pena de mim."

Como você pode ver, quase nunca é uma boa ideia deixar seu cérebro emocional tomar o controle. Uma forma essencial de evitar isso é por meio de bastante recuperação mental.

História real

Nome: *Kristin*
Idade: *43*
Profissão: *Especialista em uma ONG*

> "Meu estômago estava me matando, mas eu não podia ir para casa."

Ela não podia ir para casa; não havia tempo para isso. Então, Kristin se deitou no chão, esperando conseguir participar da reunião apesar das dores no estômago.

Uma lista de tarefas cada vez maior e zero tempo de recuperação acabaram provocando em Kristin um caso grave de indigestão, que durou meses. Além disso, ela sofria de dores de cabeça tensionais, sensibilidade à luz, ansiedade intensa, exaustão severa, ganho de peso e irritabilidade frequente. No entanto, Kristin ignorou todos os sinais de alerta e continuou agindo da mesma forma. Na verdade, aumentou o ritmo. Um dia ela se deitou no chão durante uma reunião no escritório.

"Meu estômago estava me matando, mas eu não podia ir para casa. Tinha coisas demais para fazer. Então me deitei no chão e pensei que poderia participar da reunião dali", conta.

Quando seus colegas de trabalho olharam para Kristin e perguntaram como ela estava se sentindo, ela começou a chorar. E não conseguia parar. Recebeu pouco mais de seis meses de licença médica, dos quais seis semanas foram de repouso total.

"Fiquei em casa. Ficava deitada no sofá, assistia à Netflix e comia doces. E me sentia inútil o tempo todo, me detestando por minhas insuficiências."

Como você começou o caminho para a recuperação?

"Depois de um tempo, resolvi assumir o controle da minha situação. Comecei a fazer caminhadas pelo menos uma vez por dia, para respirar um pouco de ar fresco. Passei a praticar yoga. Mas, acima de tudo, escutei meu corpo."

A recuperação começou a gerar resultados positivos, e Kristin foi, aos poucos, se sentindo melhor.

"Hoje em dia, descanso mais e faço mais pausas. Vou dormir quando me sinto cansada, mesmo que ainda tenha coisas para fazer. Também reabasteço minhas reservas de energia praticando atividades físicas e criativas, como redecorar minha casa."

Você está obtendo uma recuperação inteligente hoje em dia?

"Sim. No momento de maior estresse, acabei comendo muito doce e comida de má qualidade, mas consegui quebrar esse círculo vicioso e hoje não tenho mais indigestão. Eu me exercito quando tenho tempo. Descanso mais e faço mais pausas. Durmo mais. Isso me dá energia."

Como relembrar aqueles dias estressantes faz você se sentir hoje?

"Eles parecem um buraco negro. Foi uma época terrivelmente destrutiva e triste para mim. E nunca fui diagnosticada com depressão. Sinto como se tivesse ficado com um buraco na cabeça por seis meses e, além disso, com amnésia."

Como você se sente quando pensa no futuro?

"Ótima! Despertei para uma vida diferente. Penso mais em como cuidar de mim, porque não quero acabar daquele jeito de novo. Agora, dou muita importância à recuperação."

Aprenda a interpretar os sinais do seu corpo

Agora você sabe como a falta de recuperação afeta seu corpo e sua mente. Mas você nem sempre percebe o que acontece em seu interior quando está preso nesse ciclo maluco, pelo menos não até que as coisas fiquem realmente sérias. Por isso, gostaríamos de mostrar sinais de alerta e sintomas que os exemplos sobre os quais você acabou de ler podem causar e indicam que você precisa de mais recuperação.

DORES DE CABEÇA E NO CORPO

Quando está estressado, você muitas vezes levanta os ombros e tensiona as costas e o pescoço, às vezes até a mandíbula. Assim, as dores aparecem. Se você não reservar um tempo para se recuperar, pode ser difícil voltar a baixar os ombros e deixar a tensão sair.

SUSCETIBILIDADE A INFECÇÕES E SISTEMA IMUNOLÓGICO ENFRAQUECIDO

Você sente que está resfriado há séculos? Sofre de febres misteriosas que aparecem e somem? Feridas na boca? O trabalho do sistema imunológico é proteger o corpo contra organismos externos. Mas a liberação hormonal constante, combinada com privação de sono, afetam você negativamente. O impacto exato varia. No entanto, está evidente que o sistema imunológico é muito prejudicado pela pressão exagerada e pela falta de recuperação. Emma Carlsson, da Universidade Jönköping, por exemplo, demonstrou que jovens mulheres submetidas a estresse psicológico têm menos células imunológicas que impedem o desenvolvimento de doenças autoimunes, como diabetes tipo 1, esclerose múltipla e doença celíaca.

Ou seja, sua resistência vai enfraquecer se você sempre tiver coisas demais para resolver, e isso vai aumentar sua tendência a ficar doente.

IRRITABILIDADE AUMENTADA

Emoções negativas e irritabilidade são sintomas comuns nas fases iniciais da exaustão. Muitas vezes você nem percebe que está mais mal-humorado. Por isso é bom parar para refletir se seu parceiro insensível talvez tenha razão sobre o fato de você andar um pouco irritável ultimamente. Talvez seu mau humor não tenha sido causado apenas pelo comportamento incomumente irritante dele.

SENSIBILIDADE AO BARULHO

De repente seu ambiente começou a parecer muito barulhento? O professor emérito Töres Theorell, do Instituto de Pesquisa do Estresse, foi o gerente de projeto de um dos maiores estudos sobre problemas auditivos, ambiente de trabalho psicossocial e saúde já realizados. O estudo indicou que a deficiência auditiva é mais comum em pessoas que estão sofrendo de estresse. Até mesmo estudos realizados em animais mostraram que o estresse de longo prazo está ligado à deficiência auditiva. Se você estiver sentindo uma sensibilidade incomum a sons altos ou repentinos, ou ouvindo um assobio constante, isso pode ser um sinal de que você está sofrendo com estresse excessivo e não está se recuperando o suficiente. Você está em estado constante de alerta total, como um soldado em território hostil. Sem recuperação, você terá tendência a reagir exageradamente a ruídos no ambiente.

PROBLEMAS DE CONCENTRAÇÃO E MEMÓRIA

Trabalhar demais pode afetar a memória. Como já mencionamos, os efeitos no cérebro podem até mesmo ser documentados em uma ressonância magnética. O resultado disso pode ser não conseguir encontrar as palavras certas, esquecer as reuniões ou deixar seu celular na geladeira. De repente você passa a ter necessidade de fazer anotações detalhadas para não esquecer as coisas.

PRESSÃO NO PEITO, BATIMENTOS CARDÍACOS ACELERADOS

Quando você fica muito tempo sem se recuperar, seu coração protesta. Você pode ter a sensação de que seus batimentos cardíacos estão acelerados, como se o coração estivesse tentando acompanhar seu ritmo intenso. Ou talvez você sinta uma pressão no peito. Esses sinais de alerta devem ser levados a sério.

DISTÚRBIOS DO SONO: DIFICULDADE PARA DORMIR OU ENTÃO ACORDAR ANTES DA HORA

A maioria de nós passa por fases em que nosso sono fica perturbado. No entanto, se a privação do sono passar a afetar seu humor, ou se você perceber que está há algum tempo com dificuldade para dormir, é preciso agir. Talvez você durma mais que o normal, sem nunca se sentir descansado de fato. Ou talvez você acorde com facilidade e tenha dificuldade para adormecer ou voltar a pegar no sono. Estes são sinais importantes de que você precisa de mais recuperação.

A quantidade correta de sono não varia totalmente de pessoa para pessoa. Sem dúvida, algumas pessoas podem sobreviver dormindo quatro horas, enquanto outras precisam de mais de nove horas de sono — mas estas são exceções, não a regra! Ao menos se você estiver preparado para acreditar nos resultados de uma enorme pesquisa do sono envolvendo mais de um milhão de participantes. O estudo revelou que os indivíduos que dormiam de seis horas e meia a sete horas e meia por noite viviam mais que os outros. A mortalidade foi maior entre aqueles que dormiam mais de oito ou menos de quatro horas por noite. Portanto, realizar o sonho de dormir quanto quiser não necessariamente seria bom para a saúde.

O álcool é um recurso que muitas pessoas utilizam para tentar regular os problemas de sono. Um copo de vinho ou de uísque à noite pode ser agradável, mas não podemos recomendá-lo como um auxílio para dormir. Embora o álcool possa, sim, ajudar você a adormecer, seu sono terá qualidade pior, e é provável que você acorde algumas vezes durante a noite. A melhor maneira de regular o sono é obter o tipo certo de recuperação.

ANSIEDADE GERAL E INQUIETAÇÃO

Você se vê de repente preocupado com tudo, até mesmo sem motivo? Você tem dificuldade para ficar parado durante reuniões? Seu corpo parece inquieto? Ansiedade excessiva é um sinal comum de que você não está se recarregando o suficiente.

OUTRAS PESSOAS O DEIXAM ANSIOSO

As pessoas a seu redor são componentes necessários da sua felicidade no longo prazo. O apoio social é uma das formas mais eficazes de amortecer o impacto de quaisquer efeitos negativos, sejam eles mentais, sejam eles físicos, que podem ser causados por se viver em alta velocidade.

Ao mesmo tempo, as pessoas mais próximas e que você mais ama também podem ser fontes de dúvida e preocupação, pois nem sempre fazem e pensam as mesmas coisas que você. Isso nunca vai mudar. No entanto, quando negligencia sua recuperação, você começa a ver as pessoas ao redor e seu relacionamento com elas de um ponto de vista sempre negativo. Seu cérebro emocional desconfiado e suas interpretações distorcidas se tornam dominantes e, de repente, você sente que "simplesmente não consegue lidar" com os outros. Quando você começa a ficar obcecado com tudo o que os outros estão fazendo de errado, ou com quão insuficiente se sente em relação a eles, isso cria um emaranhado de falsas crenças que consomem muito da sua energia.

VOCÊ ESTÁ SE COMPARANDO MAIS COM OS OUTROS

A comparação com outras pessoas é uma das maiores causas de sofrimento emocional hoje em dia. Nunca foi muito benéfico se comparar com os outros, mas antigamente as oportunidades para isso eram bem menos constantes e disponíveis. Simplesmente não tínhamos tanta gente com quem nos comparar. Agora, pelas redes sociais e a internet, podemos nos comparar com pessoas que nem sequer conhecemos. E não é incrível que todas elas pareçam ser mais bonitas, inteligentes, ricas e felizes que nós? Elas até passam as férias em lugares mais legais!

É fácil perder o controle desses pensamentos, especialmente quando não estamos nos recuperando o suficiente. Começamos a gostar menos de nós mesmos e nos tornamos mais propensos a pensar que os outros são o motivo de nossa infelicidade. Quando comparamos nossas conquistas, posses ou aparência física com as de outras pessoas, também temos dificuldade para estabelecer relacionamentos significativos e positivos. Ficamos com ciúme dos nossos amigos, não conseguimos nos concentrar e nos sentimos inúteis.

Hoje existe até um termo para descrever esse problema. O FOMO (*fear of missing out*, ou "medo de ficar de fora", em tradução livre) é um fenômeno que se tornou cada vez mais comum à medida que começamos a postar mais detalhes de nossa vida em tempo real nas redes sociais. Não queremos perder todas aquelas experiências maravilhosas que "todo mundo" está tendo. Em vez disso, exigimos mais de nós, na esperança de que isso nos ajude a alcançar uma vida perfeita. Nas mídias sociais, vemos "todo mundo" conseguir os melhores empregos ou progredir nos estudos, costurar novas capas de almofadas para o sofá, sempre ter flores frescas em casa (flores que também parecem nunca ficar secas se ninguém as tirar do vaso), acompanhar todos os programas de TV da moda e ser convidado para as melhores festas com as pessoas mais legais.

Mas não paramos para pensar no fato de que estamos vendo apenas as melhores partes da vida de todas essas pessoas, e que isso está nos dando a ilusão de que algumas pessoas possuem uma vida perfeita — o que não é verdade. A única coisa que essas comparações constantes geram é um aumento do nosso estresse. Acrescentamos cada vez mais exigências à nossa noção do que a vida deve ser e do que devemos ter tempo para fazer. Não queremos ficar de fora, não é mesmo? Contudo, quando continuamos adicionando coisas à nossa agenda porque temos medo de perder alguma coisa boa, tendemos a esquecer de cuidar de nós mesmos.

FALTA DE CONTROLE

As situações que tendem a exercer mais pressão são aquelas pelas quais você sente muita responsabilidade, mas sobre as quais tem pouco controle. Curiosamente, os chefes não costumam carregar tanta tensão quanto seus assistentes. Desde a década de 1950, pesquisas demonstraram repetidamente que, se você consegue encontrar uma forma de sentir certo grau de controle sobre a situação, isso diminui a probabilidade de que ela o impacte de maneira negativa. Quanto maior for essa sensação de controle, maior será sua eficiência em lidar com a situação. Sem recuperação, é fácil seguir em frente no automático e esquecer o controle que você de fato tem.

PERDA DE PERSPECTIVA

Se você já está atingindo o limite, é fácil ficar ainda mais agitado sem motivo. É lógico que cumprir prazos e resolver problemas é importante. No entanto, se está sempre esperando um desastre, você acaba sendo muito duro consigo. Se não se permite fazer uma pausa, ou se não percebe que nem tudo deve ser levado tão a sério, você sempre mantém níveis excessivos de adrenalina e cortisol no corpo, o que, como já se sabe, não é nada bom.

SENTIMENTOS DE SOLIDÃO

Sentimentos de solidão e isolamento podem prejudicar muito o cérebro e o corpo. Nossos ancestrais dependiam uns dos outros para a caça, e suas sociedades eram baseadas na ideia de que alguns deles saíam para caçar enquanto outros coletavam comida, alguns cuidavam de crianças e outros espantavam animais perigosos. Para que todos sobrevivessem, era preciso confiar que cada um fosse fazer a parte que lhe coubesse. Por causa disso, a conexão social ainda está intimamente ligada ao nosso instinto de sobrevivência. Desde o nascimento, nosso cérebro é projetado para colaborar com os outros. Por isso ele considera a solidão involuntária muito perigosa.

A solidão não tem tanto a ver com o número de pessoas ao nosso redor. Podemos nos sentir solitários em um espaço cheio de gente — por exemplo, se acharmos que os outros não ligam para nós ou não dão muita importância às nossas necessidades. Estar isolado fisicamente é ruim, mas *se sentir* isolado é ainda pior.

Vários pesquisadores estudaram se a solidão afeta nossos genes de alguma forma. Os resultados estão longe de ser conclusivos, mas há algumas indicações de que, em pessoas solitárias, os genes que promovem a inflamação são mais ativos e os genes que a suprimem são menos ativos. Se isso for verdade, então, a solidão pode literalmente nos fazer adoecer.

A maioria das pessoas se sente solitária em certas fases da vida — por exemplo, quando se muda para longe ou para outra cidade, quando têm filhos e eles saem de casa, quando se aposentam ou quando alguém próximo morre. Isso é agravado se levarem a vida de uma maneira que não lhes dê tempo para criar relacionamentos significativos com outras pessoas.

PEQUENAS COISAS CAUSAM GRANDES ABORRECIMENTOS

Todo dia você se depara com uma série de pequenas coisas que não saem do jeito que deseja ou imagina. O papel fica preso na impressora. Você fica preso no trânsito. O Windows insiste em começar uma atualização de uma hora justo quando você precisa montar uma apresentação no computador. Não tem comida em casa. Seu marido está sendo rabugento e seus filhos bagunçam a casa toda. Seu professor de matemática está com um hálito péssimo. Sua agenda mudou *de novo*. Seu grupo de almoço o decepcionou e saiu dez minutos antes de você. Ainda por cima, alguém deu uma bateria de presente de aniversário para o vizinho adolescente.

Todas essas pequenas coisas acionam os hormônios do estresse, mesmo que seja relativamente pouco. Quando cria o hábito de incorporar a recarga ao cotidiano, você logo se recupera de pequenas liberações de hormônios desse tipo. No entanto, se não lidar com essas situações, elas podem se acumular e causar ainda mais frustração. Se está com dificuldade para se concentrar nas coisas que realmente deveria fazer porque não consegue parar de pensar em algo que aconteceu no trabalho e acaba fazendo birra ao perceber que alguém deixou a roupa suja fora do cesto, você sabe o que queremos dizer.

É importante não banalizar suas irritações diárias. Se elas são frequentes demais, você não consegue se recuperar, e isso desgasta lentamente todo o seu sistema. Nesse sentido, a psicóloga Melanie Greenberg fez referência a certos estudos, os quais sugerem que fontes contínuas de aborrecimento podem ser mais prejudiciais à saúde que acontecimentos únicos mais significativos — porque estes últimos dão tempo para que você se recupere.

Se não conseguir regular suas reações emocionais no que diz respeito aos pequenos desafios do dia a dia, você não vai contar com os recursos necessários para lidar com problemas maiores.

* * *

Ser inteligente em relação à recuperação significa saber de quanta recarga você precisa e de que tipo. É questão de garantir uma pausa regular em sua vida agitada e usar essa pausa da maneira certa. Mas não existem duas vidas idênticas. Cada um precisa de um tipo diferente de recuperação.

Para identificar a melhor recarga para você, é preciso começar avaliando quanta ou quão pouca recuperação você está obtendo agora, para que possa descobrir com o que precisa complementá-la. E é exatamente isso que vamos ajudar você a fazer no próximo capítulo.

História real

Nome: *Mouna*
Idade: *47*
Profissão: *Gerente de projetos*

"Ganhei minha vida de volta, e estou adorando!"

Quando meio que perdeu a memória, Mouna percebeu que era hora de reservar tempo na agenda para a recuperação. Hoje ela faz pausas e oferece a si mais daquilo que precisa. E está adorando.

No começo, os sinais eram sutis. Mouna estava tendo dificuldade para se lembrar de coisas do trabalho, por exemplo, se certas reuniões já haviam acontecido ou não e o que tinha sido dito ou decidido.

"Até mesmo ler um e-mail e compreendê-lo parecia uma tarefa indescritivelmente difícil, dolorosa, complicada e quase intransponível."

Ela também não conseguia dormir nem descansar.

"Eu pegava no sono assim que encostava a cabeça no travesseiro, só que acordava cinco ou seis horas depois, completamente exausta, mas incapaz de voltar a dormir e de ter uma noite inteira de descanso. Eu queria tanto ter uma manhã na cama e acordar revigorada depois de uma longa noite de sono."

Mouna entrou no clássico modo de compensação e parou de fazer as coisas de que gostava antes. Coisas que poderiam ter servido para que ela se recuperasse. Por exemplo, ela parou de ler livros; estava cansada demais para absorver qualquer informação.

A situação no trabalho tinha se tornado mais extrema no ano anterior, e ela havia se acostumado a almoçar em qualquer lugar, passando o dia inteiro correndo de reunião em reunião, quase sem tempo para concluir qualquer tarefa nesse meio-tempo. Embora Mouna tentasse encaixar a recuperação no tempo livre, não era suficiente para compensar o ritmo intenso de trabalho.

"Um dia, eu estava cansada demais para organizar meus pensamentos. Precisava elaborar uma pauta para uma reunião da equipe de gerenciamento e me vi incapaz de me lembrar do que deveríamos discutir e com quais questões precisávamos lidar. Foi como um tsunami mental; algumas funções do meu cérebro foram completamente desligadas. Eu não tinha energia para fazer nada além de fechar os olhos e apoiar a cabeça para descansar. Gastei as últimas forças escrevendo um e-mail para meus colegas mais próximos e meu superior, para dizer que não estava mais conseguindo lidar com a situação, e então desliguei o computador e só voltei a fazer login nove meses depois."

Após o vazio do primeiro mês, Mouna começou a sentir o peso da exaustão. Só então conseguiu dormir um pouco. A fonte de recuperação que ela acabou achando foram tarefas lentas e mecânicas, como regar flores ou lavar louça. Mouna também encontrou consolo na música, em se sentar ao piano, deixar os dedos se encontrarem nas teclas e descobrir belas sequências de notas que davam a ela uma sensação de paz e harmonia.

Você está obtendo mais recarga hoje?

"Sim, a diferença é incrível. Antes de ficar doente, sempre havia algo que eu queria ou sentia que 'precisava' fazer. Eu tinha dificuldade para largar as coisas e deixar que elas se resolvessem por conta própria. Em separar tempo para me recuperar. Antes eu focava a utilidade do que estava fazendo. Agora, me concentro também em me divertir."

Como você se sente relembrando os últimos anos?

"Pode parecer estranho, mas estou feliz por ter feito essa jornada. Aprendi a aproveitar a vida, a ocupar espaço em minha existência e a usar toda a minha capacidade e o meu instinto ao tomar decisões.

Estou muito mais consciente do que era e sinto melhor o que realmente quero e anseio. Estou mais pé no chão."

Como você se sente quando pensa no futuro?

"As experiências que tive influenciaram todas as minhas escolhas na vida. Tenho vontade de viver, saborear, amar. Antes de ficar doente, minha vida na verdade consistia apenas em coerção, deveres e obrigações. Agora me sinto livre para escolher as coisas que me fazem sentir bem; estou mais seletiva. Sem me sentir culpada por isso. Consigo deixar de lado as consequências que podem ocorrer com os outros por eu me priorizar. Agora eu me sinto mais valorizada e agradecida por quem sou e pelo que faço. Então, a equação impossível de levar uma vida boa em que haja espaço para um trabalho divertido, tempo para a família *e* tempo para mim acabou tendo uma solução! Agora estou curtindo a vida! É ótimo! Ganhei minha vida de volta, e estou adorando!"

Capítulo 4

Qual é o seu nível de recarga atual?

Faça o teste: você está obtendo toda a recuperação necessária?

Precisamos de um pouco de emoção e aventura para nos sentir bem. A vida pode ser comparada a uma corda de violino: precisa estar justa o suficiente para produzir uma música bonita, mas não retesada a ponto de arrebentar. Além disso, é bom não tentar tocar mais de um violino ao mesmo tempo.

No entanto, nem sempre é fácil identificar as coisas nas quais deveríamos nos concentrar. Como se não bastasse termos uma carga tão grande de coisas para resolver, somos bombardeados constantemente por mensagens da cultura em que vivemos, de nossa família, de nossos amigos, de nosso emprego e, de modo significativo, da publicidade. Todo mundo quer nos dizer o que é Vital e Valioso, com "V" maiúsculo.

Para ter certeza de que tomaremos as decisões corretas, damos uma olhada no que os outros estão fazendo (muitas vezes sem nem saber que estamos fazendo isso, como os médicos e pesquisadores Nicholas Cristakis e James Fowler descobriram) e, assim, corremos o risco de escolher coisas que se propõem a ser atalhos universais para a felicidade, como cursar uma faculdade, comprar um imóvel ou ter filhos. Podemos até fazer uma dessas coisas sem pensar, se for algo que queiramos de fato. Fazer o mesmo que os outros é mais fácil e rápido, mas envolve o risco de, um dia, você descobrir que está tocando o violino errado, com as cordas retesadas a ponto de arrebentar.

Um dos aspectos de uma abordagem inteligente sobre a recuperação é ter consciência sobre a sua situação atual e as suas necessidades.

Seu absurdo mundo novo

Mesmo quando tentamos "fazer a coisa certa", é fácil nos desviar se nossos pensamentos estiverem imersos em um estado de ansiedade, causado pelas exigências da vida. É inevitável, uma vez que todos nós somos afetados pelas várias fontes de ansiedade que existem em nossa sociedade moderna. Não temos qualquer ingerência sobre elas, mas ainda assim contribuem para nossas dificuldades pessoais e para dimensionarmos até que ponto somos capazes de lidar com elas. Mesmo que, por acaso, você seja alguém cujo limiar de pânico é alto e não se sinta preso na mesma roda de hamster que todo mundo, ainda pode se sentir "aprisionado" de vez em quando, simplesmente por causa do estado do mundo à sua volta. As notícias continuam mostrando guerra e pobreza, e você está preso ao financiamento da sua casa, preocupado com a forma como tudo vai se resolver. Ao mesmo tempo, você é bombardeado com afirmações de que precisa ter um corpo, um carro e uma casa perfeitos. Se não quiser ser uma espécie de ser humano de segunda categoria, precisa comprar o iPhone do ano que vem na pré-venda, ter um plano anual na academia e garantir que a decoração para a festa de aniversário de 5 anos de sua filha seja tão chamativa quanto as que você vê em todas aquelas festas infantis no Instagram.

Já que estamos falando de festas, talvez valha a pena mencionar que Catharina às vezes passa as várias semanas anteriores a um evento social temendo as duas horas de celebração que vêm pela frente. O filho ou a filha aniversariante imagina que todos os desejos podem se tornar realidade (com a possível exceção de receber a visita de um unicórnio real) — mas a experiência nos diz que pelo menos uma criança vai cair no choro, outra vai ter dor de cabeça ou enjoo e um grupo inteiro de meninos e meninas simplesmente vai se recusar a participar de qualquer brincadeira. Sem falar em todo o barulho, alto o suficiente para fazer você sentir que vai precisar de algumas semanas de repouso em tempo integral para se recuperar.

Todos os relatos que recebemos sobre como a vida dos outros é incrivelmente bem-sucedida nos fazem esquecer que, poucos anos atrás, consideraríamos nossas opções atuais um verdadeiro luxo — o que ainda são, para muitos de nós. Nossa incrível vida moderna distorce nossa percepção sobre o que é importante e nos faz sentir apressados e insatisfeitos quando, na verdade, deveríamos nos sentir profundamente gratos.

Entretanto, talvez não seja verdade que nos tornamos todos psicopatas — como já dissemos, estamos apenas agindo como todo mundo. Também é difícil ficar satisfeito quando recebemos uma mensagem comercial cujo teor sugere que na verdade não deveríamos nos contentar (ao menos não até comprar aquele carro novo ou reservar outra viagem de férias). Nossos padrões para o que constitui uma vida boa se tornaram altos demais, para dizer o mínimo — e isso só retesa ainda mais a corda do nosso violino em um momento em que pode ser difícil simplesmente arrumar um emprego e encontrar um lugar para morar.

Assim como no antigo programa de TV *This Is Your Life* [Esta é sua vida, em tradução livre], pode ser uma boa ideia parar e refletir sobre sua vida por uma perspectiva externa. Afastar-se e pensar em como você está gastando seu tempo, onde pode estar perdendo energia e de onde realmente vem sua recuperação.

O Instituto Nacional de Estatística da Suécia publicou dados que sugerem o seguinte: se você for mulher, provavelmente irá trabalhar mais que as gerações anteriores. No entanto, caso tenha filhos, você não passa menos tempo com eles. Também não reduziu outros "deveres", como reformar a casa inteira ou decorar seu apartamento. O que você cortou ou reduziu foram as interações sociais e/ou o tempo que dedica a si, satisfazendo as próprias necessidades.

Se for homem e pai, você passa mais tempo com seus filhos que os pais de antigamente e gasta mais tempo com a família em geral. Não que você apenas passe um tempo junto com eles em casa, onde cada um pode se dedicar às próprias atividades (permitindo que você faça algum trabalho remoto ou até desfrute um momento relaxante se dedicando a um hobby). Não, a paternidade é algo muito mais ativo hoje em dia. Outras estatísticas mostram que, atualmente, os pais dedicam mais tempo interagindo com os filhos. Acompanhamos nossos filhos nas atividades deles e basicamente aumentamos as expectativas com relação aos pais.

E tudo isso é ótimo para as crianças. Contudo, a equação *mais tempo com os filhos* e *mais trabalho* não se soluciona por conta própria; porque o trabalho também mudou. Isso se deve, na maioria dos casos, à maneira como a jornada laboral aumentou — com horários inconvenientes para trabalhadores de fábricas e exigências de disponibilidade constante e de horas extras para os empregados de escritórios.

Se você não tiver filhos, é provável que, ainda assim, não esteja obtendo muita recuperação saudável. Há uma probabilidade muito maior de que preencha sua vida com muito trabalho e/ou estudo. Você está disponível o tempo todo, em qualquer lugar, mesmo em um jogo de futebol ou em um jantar com os amigos. Sua agenda tende a se encher de compromissos sociais, muitas vezes ocupando mais tempo do que você de fato tem, por causa do medo de ficar de fora. E, justo quando você se comprometeu com horas extras no trabalho ou está se preparando para uma prova, a Netflix lança uma nova temporada da sua série preferida.

Teste sua inteligência de recuperação

Então, como saber se sua corda de violino está retesada do jeito ideal? Bem, a maior pista é quando seus níveis de tensão correspondem à quantidade de recuperação que você obtém. Mas nem sempre é fácil determinar isso. Muitas pessoas relatam que não faziam ideia de quão perto estavam do burnout antes de sofrê-lo. Por isso, criamos um teste simples. Mesmo que você seja um dos poucos sortudos que não se identificam com nenhuma das coisas sobre as quais escrevemos no capítulo anterior, garantimos que, ainda assim, você precisa de recarga na sua vida, e está prestes a enxergar isso. Você só precisa de uma caneta, então fique à vontade para ir pegar caso não tenha uma por perto. Será ainda melhor se você encontrar duas canetas de cores diferentes — por exemplo, uma vermelha e uma verde.

Há duas tabelas a serem preenchidas nas páginas 90 e 91. Você as preencherá com base em suas respostas a uma série de perguntas, divididas em dois grupos cujos títulos são iguais aos das tabelas: "Minha vida atual" e "Minha recarga atual". Essas perguntas foram formuladas de acordo com estudos realizados por pessoas como os pesquisadores do estresse Michael Olpin e Margie Hesson, o psiquiatra Anders Hansen e Anitha e Desirée Risberg, que mencionamos anteriormente. Também nos inspiramos em várias escalas de avaliação do estresse que são usadas em diferentes contextos na área da saúde.

Você vai obter os resultados do teste preenchendo o número certo de espaços em cada tabela. Se achar que sua resposta verdadeira está entre duas opções de resposta, escolha a que parecer mais próxima da verdade. Quando você terminar, vamos comparar as grades e dizer o que suas respostas significam, a menos que isso já se torne dolorosamente explícito no meio do caminho.

MINHA VIDA ATUAL

Estes espaços podem ser marcados na página 90 — fique à vontade para preenchê-los com caneta vermelha.

1. Você se sente estressado em sua vida cotidiana?

Todo dia	Preencha 3 espaços
Frequentemente	Preencha 2 espaços
Às vezes	Preencha 1 espaço
Nunca	Preencha 0 espaço

2. Você passou por uma grande transição na vida nos últimos seis meses? (Por exemplo, o falecimento de alguém próximo, divórcio, mudança de casa, demissão, doença de um ente querido.)

Sim, pelo menos duas	Preencha 3 espaços
Sim, uma	Preencha 2 espaços
Sim, mas coisas leves	Preencha 1 espaço
Não	Preencha 0 espaço

3. Você se preocupa com seus filhos, seu parceiro, sua família ou seus amigos próximos?

Todo dia	Preencha 3 espaços
Frequentemente	Preencha 2 espaços
Às vezes	Preencha 1 espaço
Nunca	Preencha 0 espaço

4. Você se preocupa com suas finanças e se vê com frequência querendo ter mais dinheiro?

Todo dia	Preencha 3 espaços
Frequentemente	Preencha 2 espaços
Às vezes	Preencha 1 espaço
Nunca	Preencha 0 espaço

5. Você está disponível para o trabalho fora do horário normal?

Todo dia	Preencha 3 espaços
Frequentemente	Preencha 2 espaços
Às vezes	Preencha 1 espaço
Nunca	Preencha 0 espaço

6. Você tem dificuldade para dormir?

Todo dia	Preencha 3 espaços
Frequentemente	Preencha 2 espaços
Às vezes	Preencha 1 espaço
Nunca	Preencha 0 espaço

7. Você sente que o trabalho está consumindo seu tempo à custa da família ou dos amigos?

Todo dia	Preencha 3 espaços
Frequentemente	Preencha 2 espaços
Às vezes	Preencha 1 espaço
Nunca	Preencha 0 espaço

8. *Você sente que suas responsabilidades, suas incumbências ou sua autoridade são definidas de forma vaga no trabalho?*

Todo dia	Preencha 3 espaços
Frequentemente	Preencha 2 espaços
Às vezes	Preencha 1 espaço
Nunca	Preencha 0 espaço

9. *Você corre atrás do ônibus mesmo quando não está atrasado?*

Todo dia	Preencha 3 espaços
Frequentemente	Preencha 2 espaços
Às vezes	Preencha 1 espaço
Nunca	Preencha 0 espaço

10. *É raro você se sentir completamente satisfeito com seu desempenho?*

Totalmente verdadeiro	Preencha 2 espaços
Verdadeiro às vezes	Preencha 1 espaço
Nada verdadeiro	Preencha 0 espaço

11. *Você sente que sua carga de trabalho é grande demais, tanto em termos de sua vida profissional como em relação aos seus compromissos nos momentos de lazer?*

Todo dia	Preencha 3 espaços
Frequentemente	Preencha 2 espaços
Às vezes	Preencha 1 espaço
Nunca	Preencha 0 espaço

12. *Você prioriza outras pessoas acima de si?*

Todo dia	Preencha 3 espaços
Frequentemente	Preencha 2 espaços

| Às vezes | Preencha 1 espaço |
| Nunca | Preencha 0 espaço |

13. Você fica frustrado quando seu telefone do trabalho toca às 9 horas da noite?

Muito	Preencha 2 espaços
Consideravelmente	Preencha 1 espaço
Nada	Preencha 0 espaço

14. Você sente que a liderança no seu trabalho é vaga?

Muito	Preencha 2 espaços
Consideravelmente	Preencha 1 espaço
Nada	Preencha 0 espaço

15. Você exige muito de si?

Com muita frequência	Preencha 2 espaços
Com alguma frequência	Preencha 1 espaço
Nunca	Preencha 0 espaço

16. Você tem dificuldade para iniciar tarefas que sabe que precisa cumprir?

Com muita frequência	Preencha 2 espaços
Com alguma frequência	Preencha 1 espaço
Nunca	Preencha 0 espaço

17. Com que frequência você vivencia o toque físico?

Menos de uma vez por semana	Preencha 2 espaços
Uma a três vezes por semana	Preencha 1 espaço
Mais de três vezes por semana	Preencha 0 espaço

18. *Você se sente solitário e/ou sente que os outros não o compreendem?*

Com muita frequência	Preencha 2 espaços
Com alguma frequência	Preencha 1 espaço
Nunca	Preencha 0 espaço

MINHA RECARGA ATUAL

Estes espaços podem ser marcados na página 91 — fique à vontade para preenchê-los com caneta verde.

1. Você sente que tem tido tempo suficiente para se recuperar?

Todo dia	Preencha 3 espaços
Frequentemente	Preencha 2 espaços
Às vezes	Preencha 1 espaço
Nunca	Preencha 0 espaço

2. Você faz exercícios físicos adequados ao menos três vezes por semana?

Sempre	Preencha 3 espaços
Frequentemente	Preencha 2 espaços
Às vezes	Preencha 1 espaço
Nunca	Preencha 0 espaço

3. Você tem um estilo de vida ativo no cotidiano, ou seja, vai de bicicleta para o trabalho de forma relaxada ou caminha no horário de almoço?

Todo dia	Preencha 3 espaços
Frequentemente	Preencha 2 espaços
Às vezes	Preencha 1 espaço
Nunca	Preencha 0 espaço

4. *Você faz pausas regulares?*

Todo dia	Preencha 3 espaços
Frequentemente	Preencha 2 espaços
Às vezes	Preencha 1 espaço
Nunca	Preencha 0 espaço

5. *Você tenta incluir novos aprendizados no seu estilo de vida cotidiano?*

Todo dia	Preencha 3 espaços
Frequentemente	Preencha 2 espaços
Às vezes	Preencha 1 espaço
Nunca	Preencha 0 espaço

6. *Sua dieta é saudável e diversificada?*

Todo dia	Preencha 3 espaços
Frequentemente	Preencha 2 espaços
Às vezes	Preencha 1 espaço
Nunca	Preencha 0 espaço

7. *Você costuma receber comentários positivos?*

Todo dia	Preencha 3 espaços
Frequentemente	Preencha 2 espaços
Às vezes	Preencha 1 espaço
Nunca	Preencha 0 espaço

8. *Você consegue parar, fazer uma pausa e se sentir satisfeito com todas as coisas de que dá conta?*

Todo dia	Preencha 3 espaços
Frequentemente	Preencha 2 espaços

| Às vezes | Preencha 1 espaço |
| Nunca | Preencha 0 espaço |

9. Você consegue relaxar, ouvir e deixar que as pessoas terminem o que estão dizendo sem interrupção?

Com muita frequência	Preencha 3 espaços
Com certa frequência	Preencha 2 espaços
Às vezes	Preencha 1 espaço
Nunca	Preencha 0 espaço

10. Você tem sob controle as tarefas que deve executar no trabalho?

Com muita frequência	Preencha 3 espaços
Com certa frequência	Preencha 2 espaços
Às vezes	Preencha 1 espaço
Nunca	Preencha 0 espaço

11. Você se permite ignorar as tecnologias mais recentes?

Com muita frequência	Preencha 3 espaços
Com certa frequência	Preencha 2 espaços
Às vezes	Preencha 1 espaço
Nunca	Preencha 0 espaço

12. Você consegue evitar emoções negativas se distanciando de pensamentos indesejáveis?

Com muita frequência	Preencha 3 espaços
Com certa frequência	Preencha 2 espaços
Às vezes	Preencha 1 espaço
Nunca	Preencha 0 espaço

13. Você medita por mais de dez minutos ao dia?

Com muita frequência	Preencha 3 espaços
Com certa frequência	Preencha 2 espaços
Às vezes	Preencha 1 espaço
Nunca	Preencha 0 espaço

14. Você costuma receber contato físico desejável?

Com muita frequência	Preencha 2 espaços
Com certa frequência	Preencha 1 espaço
Nunca	Preencha 0 espaço

15. Você inclui tempo para si na sua agenda?

Com muita frequência	Preencha 2 espaços
Com certa frequência	Preencha 1 espaço
Nunca	Preencha 0 espaço

16. Você dorme entre seis horas e meia e sete horas e meia por noite?

Com muita frequência	Preencha 2 espaços
Com certa frequência	Preencha 1 espaço
Nunca	Preencha 0 espaço

17. Você consegue recusar trabalho em troca de ficar com a família sem se sentir culpado por isso?

Com muita frequência	Preencha 2 espaços
Com certa frequência	Preencha 1 espaço
Nunca	Preencha 0 espaço

18. *Você consegue entregar um projeto mesmo sentindo que poderia ter se dedicado mais a ele?*

Com muita frequência	Preencha 2 espaços
Com certa frequência	Preencha 1 espaço
Nunca	Preencha 0 espaço

MINHA VIDA ATUAL

MINHA RECARGA ATUAL

Seus resultados

Agora você criou duas "nuvens", talvez de cores diferentes, uma ao lado da outra. Se a nuvem certa, que representa a quantidade de recuperação na sua vida, for tão grande ou ligeiramente maior que sua "nuvem da vida", parabéns! Sua recarga está em perfeito equilíbrio com seu grau de estresse e talvez *você* devesse ter escrito este livro e não nós.

Contudo, se sua nuvem de recuperação for *muito* maior que sua nuvem da vida, talvez você não esteja enfrentando desafios suficientes. Uma vez que você é obviamente bom em se recuperar, gostaríamos de lhe incentivar a ter objetivos um pouco mais ambiciosos em outros aspectos. Você já tem reservas sólidas em termos de recuperação.

No entanto, nosso palpite é que seu resultado seja do terceiro tipo: a nuvem de demandas e exigências é maior que a nuvem de recuperação. Achamos que não precisamos explicar o que isso significa. Se até agora você ainda não está motivado a se dedicar mais à recarga, esperamos que enxergar a necessidade de forma tão límpida lhe dê esse empurrão.

Se exagerar na recarga, você pode, por um lado, acabar se transformando em alguém acomodado. Por outro, se não obtiver recuperação suficiente, corre o risco de se sentir mais ansioso, não conseguir desfrutar a companhia de outras pessoas, se divertir menos, ser menos criativo e produtivo e, por fim, adoecer. E isso seria incrivelmente triste, pois só vivemos uma vez.

* * *

Aí está. Agora você sabe o que é a recarga e em que medida nossa abordagem é diferente de outras sobre as quais você talvez já tenha lido. Também sabe o que vai acontecer caso não obtenha a recuperação de que seu corpo e sua mente necessitam. Por fim, você fez um teste para descobrir *quanta* recuperação precisa acrescentar à sua vida. Chegou a hora de abordar os aspectos puramente práticos de tudo isso. No próximo capítulo, vamos apresentar um conjunto de técnicas de recarga que você pode começar a usar agora mesmo. Então arregace as mangas. Está na hora!

História real

Nome: *Marie*
Idade: *46*
Profissão: *Coordenadora de marketing*

"Preciso reservar um tempo para passar sozinha...
Recarrega minhas baterias."

Tudo começou quando houve uma reorganização no trabalho. Estava tudo bem com o fato de Marie agora ter de realizar algumas novas tarefas, além das antigas; o motivo pelo qual ela estava se recuperando muito pouco era porque se sentia completamente inútil. Esse sentimento drenava toda a energia dela, 24 horas por dia.

"Não me sentir necessária, não me encaixar em um contexto e ser subestimada, tudo isso resultou em uma quantidade excessiva de estresse negativo para mim."

Antes da reorganização, Marie e seus colegas de trabalho foram incentivados a debater com o chefe sobre o que gostariam de fazer no futuro.

"Tomei coragem para dizer a ele que estava pronta para assumir mais responsabilidades. Falei sobre o que poderia fazer e do que mais gostava."

Quando chegou a hora de apresentar a nova estrutura, o gerente responsável pela reorganização teve algumas dificuldades para encontrar o departamento "certo" para Marie. No início ela acabou em uma área, mas depois de pouco mais de dois meses foi convocada para uma reunião na qual fora informada de que seria transferida para outro departamento em breve. E também de que, além de suas novas tarefas, ela receberia atribuições antigas de volta e sua carga de trabalho aumentaria.

"Naquela noite eu ia ver um show do meu artista favorito, Danny Saucedo, em Börsen. Mas fiquei sentada na plateia chorando. Fazia seis meses que eu esperava por notícias sobre a minha nova posição, com grandes esperanças e expectativas. Eu estava orgulhosa de mim por ter assumido o controle da minha vida e encontrado coragem para dizer ao meu chefe que queria crescer. Quando descobri, fiquei tão desanimada."

No novo departamento, ela acabou em um canto, onde sentiu que ninguém sabia — ou se importava — com o que ela estava fazendo. Inclusive seu chefe.

"Eu me sentia incrivelmente sozinha no que estava fazendo. Se eu trabalhasse de casa por uma semana, ninguém notaria minha ausência. Nunca era convidada para as reuniões; eu me sentia insignificante, tola e inútil."

As únicas pessoas que faziam Marie se sentir valorizada eram as da equipe de produção dela.

"Eles eram os únicos que entendiam meu trabalho. Sabiam como era importante e logo perceberam o que poderia acontecer se eu não cumprisse o que prometia. Só que ninguém mais agia assim."

Ela se sentia chateada e muito insegura a respeito de si.

"Chorava várias vezes durante o dia. Eu me sentia como um pedaço de queijo, como se estivesse perdendo a autoconfiança e meu ego, uma fatia de cada vez, dia após dia."

O estado de Marie continuou piorando, mas ela tinha medo de ir ao médico: não era do tipo que saía de licença. Por isso marcou uma consulta bem no futuro.

No entanto, quando chegou à consulta, Marie desmoronou. Por intermédio do plano de saúde corporativo, ela foi encaminhada a um psicoterapeuta e a um fisioterapeuta, que a apresentaram a uma série de exercícios de relaxamento. Mais tarde ela descobriu a yoga medicinal, que passou a praticar uma vez por semana durante alguns meses.

"Isso me deu energia. Quando tinha tempo, também tentava ver meus amigos e fazer coisas com as crianças. Aos poucos comecei a me recuperar."

Como você se sente quando pensa no futuro?

"Depois da reorganização e da licença médica, percebi que tinha de quebrar o padrão. Procurei um novo emprego e tive a sorte de ser contratada. Quando cheguei lá, comecei a perceber que na verdade eu tinha muitas capacidades, e logo notei que era uma colega de trabalho valorizada. Tudo o que eu fazia tinha um papel importante para permitir que meus colegas fossem capazes de realizar o trabalho *deles*, e aos poucos comecei a me sentir eu mesma de novo."

Como você se sente hoje quando pensa no passado?

"Não me sentir necessária, não me encaixar em um contexto e ser subestimulada, tudo isso resultou em uma quantidade excessiva de estresse negativo para mim. Mas isso me fez perceber que preciso, sim, de recarga e de um tempo sozinha para me sentir bem comigo. Se não tiver essas coisas, acabo ficando muito irritada e de mau humor. Preciso reservar um tempo para passar sozinha, e isso geralmente acontece nos fins de semana. Recarrega minhas baterias."

Capítulo 5

Recarga prática para todos

Técnicas para recarregar suas baterias

Os primeiros capítulos deste livro se concentraram no que acontece com seu cérebro e seus pensamentos quando você *não* se recupera à medida que leva a vida a toda a velocidade. A ideia foi a de ajudar você a entender a diferença que as técnicas de recarga podem fazer. Caso contrário, seria fácil descartá-las de tão óbvias que parecem. No entanto, se quiser seguir levando uma vida plena, repleta de acontecimentos e surpresas emocionantes e das obrigações e responsabilidades que os acompanham, você vai precisar acrescentar o maior número possível dessas técnicas ao seu cotidiano. Se não o fizer, há grandes riscos de chegar ao limite em algum momento, independentemente de quanto esteja se divertindo.

Enquanto aprende as várias técnicas neste capítulo, você também vai ler sobre como é o seu funcionamento interno. Acreditamos que as técnicas vão funcionar melhor se você também tiver uma noção do que acontece de fato em seu interior quando seus pensamentos e hábitos são ajustados. Lembre-se: nunca é tarde demais. Seu cérebro é plástico e adaptável. Seu corpo também pode ser fortalecido, de mais formas do que você talvez imagine.

Na verdade, o simples fato de estar ciente do conteúdo deste capítulo vai lhe permitir saber mais sobre recuperação que a maioria das pessoas a seu redor — mesmo antes de colocar esse conhecimento em prática. Ao mesmo tempo, você vai ganhar consciência de como pode viver de maneira sustentável. A recarga não tem a ver apenas com a recuperação necessária quando você está esgotado. O tipo mais inteligente de recuperação é o preventivo. Quando começar a praticar estes exercícios de recarga, você vai perceber que muitas das técnicas que mais o ajudam são as que lhe possibilitam dividir seus recursos do jeito certo antecipadamente. Ser inteligente a respeito da recuperação significa estar no controle sobre quando — e quanto — pisar no acelerador.

Quatro tipos de recarga

A recarga envolve dar tempo ao seu corpo e à sua mente até que voltem à configuração-padrão, para que você possa funcionar como deve. Ela libera a tensão e renova a energia, o que dá ao corpo tempo para se recuperar das tensões físicas e psicológicas às quais você o submete. Isso pode acontecer de maneiras distintas em pessoas diferentes. No entanto, todos nós temos uma coisa em comum: precisamos de métodos que impactem o corpo inteiro. Göran Kecklund, professor do Instituto de Pesquisa do Estresse, dividiu a recuperação em quatro partes: *sono, recuperação ativa, recuperação passiva* e *pausas no trabalho*. Vamos analisar esses componentes um de cada vez.

SONO

Os benefícios de uma boa noite de sono para a saúde não devem ser novidade para você. Quando dorme, você consegue reconstruir o que foi quebrado no dia anterior e ganhar uma reserva de energia para o dia seguinte. O sono proporciona a recuperação em termos puramente biológicos: a pressão arterial diminui, a pulsação e a temperatura corporal baixam, a respiração desacelera e os músculos relaxam. Além disso, o sono ativa o sistema imunológico e permite a produção de hormônios importantes. Ele deixa você alerta, repara seu corpo e o prepara para o dia que vem pela frente.

Os pesquisadores do sono já deram muitos conselhos para organizar as condições necessárias para dormir bem, como manter um ciclo de sono razoavelmente estável, passar algum tempo ao ar livre à luz do dia, movimentar o corpo e dormir em um espaço escuro e fresco.

RECUPERAÇÃO ATIVA

A recuperação ativa, como o termo deixa subentendido, é uma forma de recuperação que envolve a realização de algum tipo de atividade. Caminhar, correr, ouvir música, praticar um hobby ou tomar um chá com um amigo e, assim, estimular os sentidos com outras impressões além daquelas com as quais eles estão acostumados é uma ótima receita para a recarga. O mais importante é você não escolher uma atividade que geralmente associe a obrigações. Arrumar a casa *pode* ser uma boa recuperação, mas é provável que não sirva para você.

A recuperação ativa também pode ter a ver com aprender coisas novas ou escolher de forma intencional pensamentos que o ajudem a se sentir melhor.

RECUPERAÇÃO PASSIVA

Basicamente, a recuperação passiva não envolve qualquer esforço, como assistir a séries de TV ou navegar no Facebook. Você descansa e relaxa. No entanto, não está nítida a real eficácia desse tipo de atividade para que você de fato se recupere. Na verdade, a recuperação passiva parece estar ligada a uma série de efeitos negativos. Você já leu sobre o fato de que o cérebro pode cair na tentação de se concentrar em pensamentos negativos quando o corpo está em modo de descanso.

Temos certeza de que você já vivenciou isso. Teve um dia difícil no trabalho, e quando enfim conseguiu parar um pouco se deitou no sofá. Depois de se espremer entre as almofadas, você começou a se lembrar em poucos minutos daquele comentário estranho que seu chefe fez na reunião da manhã. E lá veio aquele conhecido nó de ansiedade na garganta.

Como dissemos, é melhor que você se ative — mas é preciso saber a diferença entre atividades boas e ruins. Quando o sofá parecer tentador, é provável que você encontre algo para fazer que envolva, no máximo, um esforço *moderado*. E as redes sociais são uma escolha fácil. Elas ativam seu cérebro, no sentido de que você dá risada quando vê gatos engraçados e se sente reconfortado ao ler frases elucidadoras. Além disso, não é exatamente um trabalho árduo. O que poderia ser melhor?

Na verdade, muitas coisas.

Em linhas gerais, nós, seres humanos, somos incapazes de regular nossa curiosidade. É por isso que continuamos verificando nosso e-mail e nossas redes sociais mesmo quando, na realidade, precisamos de recuperação. Mas nosso cérebro não está preparado para a enxurrada de informações que recebemos dessas fontes. Às vezes uma "pausa" desse tipo simplesmente dá à sua mente mais coisas para processar. É isso o que torna o consumo passivo de informações uma forma ruim de recuperação. Seu cérebro precisa de uma recarga real. Nessas situações, a última coisa de que sua mente precisa é ser inundada de imagens e textos e forçada a estabelecer comparações entre você e outra pessoa no Instagram.

No entanto, a recuperação passiva *pode* ser boa, se de fato proporcionar descanso e relaxamento. Isso acontece quando você a obtém em pequenas doses ou a usa de forma consciente, de uma maneira que lhe permita relaxar e deixar de lado suas ansiedades mesquinhas. Por exemplo, você pode assistir a um filme relaxante sem fazer pausas para conferir o Facebook.

PAUSAS NO TRABALHO

É importante se recuperar durante o dia de trabalho também. As pausas permitem que você diminua a velocidade por um tempo, e isso pode fazer muito bem. Se sua agenda não permite que você faça pequenos intervalos sem ter de fazer horas extras, sua carga talvez esteja intensa demais. Nesse caso, você deve discutir isso com seu chefe.

Se é você quem *acha* que não tem tempo para pausas, talvez deva pensar na possibilidade de estar subestimando sua necessidade. Pode ser gratificante seguir em frente quando se tem muito a fazer. Você se vê concluindo itens e terminando seções inteiras da sua extensa lista de tarefas. Mas isso não significa que você não precise fazer intervalos. Se levar a sério a tentativa de fazer pausas, vai perceber que isso não terá um efeito negativo sobre a sua produtividade. Programe e planeje intervalos e se esforce para cumpri-los. Se você tiver tendência a esquecê-los quando está diante do computador, programe um alarme para avisar quando for a hora.

História real

Nome: *Linda*
Idade: *32*
Profissão: *Gerente de uma academia*

"Perdi o contato com a minha vida social."

Ser jovem e ambicioso pode ser difícil. Para Linda, isso significava ignorar a importância da recuperação, enquanto seus dias de trabalho se tornavam cada vez mais longos. Não era uma situação sustentável no longo prazo.

"Eu tinha 31 anos quando saí de licença médica. Antes disso, tinha passado por um longo período de constantes altos e baixos no trabalho, o que consumia muito da minha energia. Eu estava lidando com uma carga enorme e me sentia pronta para dar o próximo passo na carreira. Frequentemente eu trabalhava por muitas horas; às vezes tinha até de fazer um turno duplo para ter certeza de que todas as tarefas seriam executadas. Mas comecei a ficar cada vez mais cansada e desenvolvi vários sintomas, como ansiedade, perda de memória, problemas de fala, entre outros. A lista era longa."

No início, Linda tentou seguir em frente e se comportar normalmente no trabalho, mas chegava em casa exaurida.

"Perdi o contato com a minha vida social, porque sentia que não tinha tempo ou energia para estar com a família e os amigos."

Linda tentou falar com o chefe, mas teve a sensação de que não havia conseguido transmitir seu ponto de vista.

"Meu chefe optou por não lidar com os meus problemas, mesmo que eu o tivesse avisado de que não estava me sentindo bem e precisava diminuir a carga. Fiquei estressada. Por sua vez, isso fez nossa relação profissional se deteriorar."

Linda passou a obter ainda menos recuperação enquanto lutava para dar conta de tudo.

"Acabei ficando muito irritável e ansiosa. No entanto, o mais perceptível era a minha memória: eu não conseguia me lembrar de coisas básicas. Cheguei para trabalhar e tentei iniciar meu computador, mas não conseguia me lembrar de como ligá-lo. Além disso, passei a ter problemas para dormir, o que me deixou ainda mais esgotada. Meu corpo estava a toda a velocidade e totalmente alerta, apesar do meu nível de exaustão. Eu não conseguia relaxar. Tinha dores de cabeça tensionais e desenvolvi paralisia parcial de um lado do rosto."

Quando pensou que havia sofrido um derrame, Linda foi ao médico. Na verdade, seus sintomas tinham sido causados por estresse excessivo e recuperação insuficiente.

"Fui passar um tempo com a minha família no campo. Dormi muito. E fiz questão de tentar pensar primeiro em mim e não concordar com tudo para ser 'legal'."

Você está obtendo mais recuperação hoje?

"Tento sempre me manter consciente e alerta sobre como me sinto e tirar um tempo para me recuperar de forma adequada. Mas ainda acho difícil encontrar o ponto ideal em termos de atividade e às vezes continuo tendo problemas para dormir, além de alguns problemas de fala e uma tendência a ficar muito nervosa. A diferença é que eu mudei minha visão a respeito da vida. Nunca mais quero acabar naquela situação. Por isso, tento manter meu tempo livre realmente livre e, quando tenho muitas tarefas, tento equilibrá-las com uma dose extra de descanso. Os exercícios de relaxamento estão funcionando melhor agora que não estou mais tão doente. Fiquei mais atenta à melhor forma de me recarregar. Em geral, é uma combinação de praticar exercícios, passar tempo com a minha família e evitar fazer muitos planos."

Recuperação mental

Embora, a esta altura, você já tenha percebido que o que ocorre em seu cérebro é tão importante quanto o que acontece em seu corpo, a realidade é que muitas vezes negligenciamos nossa recarga mental, apesar do fato de que a pressão na mente ativa o mesmo sistema físico dentro de você que outros tipos de tensão. Na verdade, não há muita diferença entre o que ocorre dentro do seu corpo quando você sobe uma escada correndo e quando fica agitado, em um engarrafamento no seu trajeto matinal. Como de hábito, hormônios são liberados e os batimentos cardíacos aceleram. A diferença está no que vem a seguir. Quando chega ao topo da escada, você respira fundo algumas vezes — talvez até se alongue um pouco e beba água também. Em outras palavras, garante a recuperação física. É tão natural que isso acontece meio que automaticamente. Mas aqui está o perigo: é muito menos provável que você perceba que precisa fazer exatamente a mesma coisa no nível mental depois de perder a calma naquele engarrafamento.

Além disso, talvez você passe o tempo preso no trânsito enchendo o cérebro de lembranças e pensamentos negativos, o que só o deixa ainda mais irritado ("O que meu chefe vai dizer por eu chegar tão tarde no trabalho? Vou ser demitido!"). Quando o trânsito volta a andar, a recuperação mental é a última coisa que lhe passa pela cabeça. Em vez disso, você continua preocupado com o fato de que as coisas *poderiam* ter sido ainda piores se continuasse preso naquele engarrafamento. Em outras palavras, seu cérebro para de prestar atenção à realidade e passa a viver em uma fantasia negativa que continua deixando sua vida péssima mesmo após o perigo inicial ter passado.

Não estamos dizendo que você nunca pode ficar bravo em um engarrafamento. Isso seria inatingível para a maioria de nós, e ter uma reação forte a acontecimentos da vida não está errado — contanto que você restaure seu cérebro depois e não deixe os pensamentos negativos permanecerem. Já mencionamos neste livro que até mesmo pequenos aborrecimentos podem causar desgaste no seu corpo se você permitir que se acumulem. Seus pensamentos também funcionam assim. Até uma pequena reação pode afetar seu bem-estar mental se continuar se preocupando com o que aconteceu. Preocupar-se é o oposto de se recarregar de forma saudável.

Você sabe que assumiu responsabilidades demais quando situações cotidianas aparentemente inofensivas começam a desencadear reações poderosas. Você acaba preso em um ciclo: se não estiver obtendo a recuperação necessária, uma quantidade cada vez maior de situações vai parecer estressante, porque seu nível de tolerância está sendo reduzido constantemente. Em dado momento, o nó no estômago fica tão grande que o simples fato de ter que escolher entre café e chá lhe dá vontade de chorar.

Mais uma vez: recuperação inteligente não significa cair no sofá para recuperar o fôlego assim que uma situação difícil é resolvida. Como você acabou de ler, essa talvez seja a pior opção. Nesse caso, é provável que seu cérebro esteja exausto, o que significa que a parte emocional da sua mente vai estar no comando. E, como você sabe, ela tende a interpretar o mundo através de um filtro negativo. Isso leva você a pensar ainda mais negativamente sobre o que acabou de vivenciar — e, caso já venha tendo pensamentos ruins, a porta fica aberta para que eles voltem.

Além disso, vai ser ainda pior se, na verdade, você achar que se sentar naquele sofá é um pouco chato. O tédio atrai emoções negativas como mariposas em volta de uma lâmpada.

Levando tudo isso em conta, devemos ter cuidado para não ceder muito controle ao nosso cérebro emocional. Existem exceções, por exemplo, quando você vivencia o que chamamos de "intuições" ou pensamentos intuitivos, depois de ter sido exposto a uma situação tantas vezes que não precisa mais pensar em como agir. Você "simplesmente tem um pressentimento". Na verdade, essa sensação é o resultado da programação de longo prazo do seu cérebro emocional, que ocorreu de acordo com as diversas análises emocionais que você já fez de situações recorrentes.

Além da predileção por interpretações negativas, há dois outros motivos para limitar o domínio do cérebro emocional. O primeiro é o fato de que ele adora a gratificação instantânea, pois só existe no presente. Ele não é capaz de planejar com antecedência e quer comer o pacote inteiro de biscoitos, ou comprar tudo na loja on-line. Os sussurros do cérebro racional sobre "você vai se arrepender amanhã" acabam sendo muitas vezes ignorados. Afinal, tudo parece tão bom agora, não é mesmo?

A capacidade de adiar a gratificação — e dar a si o tipo *certo* de recompensa — é um aspecto importante da metodologia de recarga, pois isso força seu cérebro emocional a se aquietar. Mais tarde vamos abordar algo que é chamado de *regulação emocional*. Ao praticar isso, você vai obter muitos ganhos importantes que terão uma influência abrangente em sua vida.

O outro motivo para fazer seu cérebro emocional se acalmar é o fato de que ele não se importa se as conclusões a que está chegando são verdadeiras ou falsas. E isso significa que, se você permitir que ele aja livremente, vai ser influenciado por estados emocionais que podem não ter base na realidade. Se, por acaso, essas emoções também forem negativas, sua vida vai ficar muito triste sem motivo. Lamentável, mas é exatamente isso o que acontece quando você não se concentra na recuperação. Quando estamos sempre correndo a toda a velocidade, a parte racional do cérebro é a primeira a se cansar.

Se você força sua mente a trabalhar na capacidade máxima sem dar a ela uma oportunidade para se recarregar, o cérebro emocional acaba ganhando cada vez mais controle. E isso, se levarmos em conta onde está sua concentração, aumenta sua consciência de sinais negativos no ambiente — talvez a um nível irreal. Esse comportamento, aliado à tendência do cérebro emocional de buscar confirmação do que já "sabe", pode levar sua linha de pensamento a uma infeliz espiral descendente.

Recargas P, M e G

Como já falamos, acelerações temporárias de atividade no cérebro ou no corpo não costumam ser um problema. Pelo contrário, você foi projetado para isso. Pense na pressão arterial como um exemplo: ela tende a ficar em um nível perfeito para irmos comprar leite no mercado da esquina. Mas esse nível não vai ser o ideal se formos atacados por um tigre na seção de laticínios. Se ficarmos feridos e sangrando muito, nossa pressão arterial vai cair — mais ou menos como ocorre com um pneu furado. Com uma queda como essa, a pressão arterial normal não é forte o bastante para levar o sangue ao cérebro. E é o cérebro que nos mantém conscientes. O sangue não vai conseguir alcançar os músculos necessários para sair correndo (ou mancando). No entanto, se a pressão arterial estivesse mais alta no começo, não ficaríamos tão enfraquecidos com a queda sofrida. Assim, teríamos mais chances de sobreviver. Quando nos metemos em situações estressantes, portanto, a pressão arterial é aumentada para compensar uma possível queda futura. Isso significa que é ótimo ter pressão alta nesses momentos. Mas apenas por pouco tempo.

Quando pisamos fundo no acelerador, o corpo e o cérebro ficam basicamente em estado de alerta. Você já sabe que as situações perigosas fazem nosso sistema se inundar de hormônios. Nosso corpo é ativado e o sistema cognitivo se prepara para lidar com a situação. Mas isso só pode ser mantido por um breve período. Mais uma vez: o principal objetivo da capacidade do corpo de entrar em estado hiperativo é o fato de que esse estado não deve ser permanente.

Trata-se de uma aceleração temporária, que, para ser benéfica e não prejudicial, precisa ser alternada com períodos de recuperação. Algumas técnicas podem ser usadas para garantir um bom funcionamento desse mecanismo.

Uma vez que a *recuperação passiva* não é muito eficaz, as técnicas de recarga apresentadas aqui se enquadram principalmente nas categorias de *recuperação ativa* e *pausas*. Embora o *sono* também faça milagres para a recuperação, não há necessidade de realizar qualquer ação enquanto dormimos. O sono nos recarrega de forma automática. (Lógico que *pegar no sono* pode ser difícil, e vamos examinar esse problema mais de perto no fim deste capítulo.)

Sabemos que pode ser difícil descobrir quando você deve reservar um tempo para a recuperação. Um dos motivos para isso é que provavelmente você não saiba quanto tempo a recuperação em si vai levar. Para manter as coisas tão simples quanto possível, dividimos nossos exercícios de recarga em categorias baseadas no tempo que eles levam para ser executados. Isso vai ajudar você a maximizar suas sessões de recarga essenciais e a encaixá-las entre seus momentos de foco total no trabalho.

RECARGAS P

Pense nesses exercícios como goles de vitaminas. Ninguém (além de você, é óbvio) vai perceber que você está fazendo uma recarga P antes que ela acabe. Isso as torna perfeitas para momentos em que você está executando outra tarefa. Por exemplo, Catharina faz breves exercícios de meditação no trabalho enquanto espera a chaleira ferver. Você vai ler em breve sobre como ela faz isso. As recargas P podem levar de segundos a poucos minutos.

RECARGAS M

Esses exercícios foram projetados para serem usados quando você estiver fazendo uma pausa programada em suas atividades. Alguns deles também devem ser repetidos com regularidade — por exemplo, toda semana ou conforme a necessidade. Como exigem concentração mental, as recargas M demandam um tempo um pouco maior que as recargas P. Uma recarga M leva entre cinco minutos e duas horas.

RECARGAS G

Esses exercícios não têm estimativa de tempo, pois tendem a não ter finais determinantemente definidos. As recargas G têm mais a ver com encontrar novas abordagens para a sua existência e o seu estilo de vida. O objetivo delas é melhorar sua consciência e fornecer ferramentas especiais às quais você poderá recorrer em situações específicas. O tempo necessário para realizar uma recarga G varia de acordo com o indivíduo e a circunstância.

Lembre-se de que, em geral, a recuperação não acontece de forma automática. Uma pessoa consciente em relação à recuperação sabe reservar um tempo intencionalmente para isso. Não precisa ser um período longo. Às vezes uns poucos segundos podem ser suficientes. Mas é você quem precisa tomar a decisão.

Não pense nisso como mais um item que você precisa acrescentar à sua agenda lotada. Eventualmente precisamos colocar nossas necessidades em primeiro lugar para sermos capazes de ajudar os outros. Em grande medida a recarga tem a ver com *você* assumir o controle do *seu* tempo. Haverá momentos difíceis na vida, em que você não vai obter a recuperação de que precisa. A maioria das pessoas essencialmente saudáveis consegue lidar com períodos assim. Muitas vezes você tem mais recursos disponíveis do que pensa. Mas há limites, e em dado momento você vai precisar cuidar de si. É necessário se dar um tempo.

Na prática, há duas coisas que devem ser feitas. A primeira é desenvolver uma mentalidade que fará você priorizar sua recuperação. Você já começou a fazer isso quando decidiu ler este livro. A segunda é assumir o controle da sua agenda e abrir espaço para novos e bons hábitos. Sugerimos que, assim que terminar este capítulo, você planeje algumas sessões de recargas P, M e G na sua agenda. Fazendo isso, já terá começado.

RECARGAS P

Tempo necessário: de alguns segundos a alguns minutos

Meditação breve: um a cinco minutos

A escritora e instrutora de meditação Suze Yalof Schwartz recomenda uma técnica de meditação rápida que é tanto simples quanto eficaz. Sente-se, respire e comece a se concentrar em uma única coisa. Pode ser sua respiração, um objeto ou talvez uma palavra. Mantenha o foco e não preste atenção em mais nada. Isso vai desviar seus pensamentos e ajudar a relaxar. Em algum momento você vai deixar de se concentrar no objeto escolhido. Mas até que seus pensamentos o capturem novamente, você vai estar em um espaço vazio. Por um instante, vai entrar em estado de pura consciência, totalmente presente no agora. No começo talvez você só consiga manter o foco por alguns segundos, mas o que importa não é por quanto tempo você medita, e sim o fato de que está tentando existir plenamente no presente.

Pense nessa meditação como um círculo. Quando perceber que seus pensamentos estão de volta e querem arrastar você para longe do espaço vazio (*Hum, preciso comprar leite no caminho para casa*), você deve simplesmente aceitar o que está acontecendo, focar o seu ponto e começar de novo. Aqui está o passo a passo:

1. Concentre-se
2. Libere a concentração
3. Paire no espaço
4. Observe e aceite quaisquer pensamentos que surgirem
5. Concentre-se novamente
6. Repita

Às vezes, Catharina sente que seus pensamentos são traiçoeiros: lembretes difíceis ou vergonhosos que fazem você querer falar em voz alta para abafá-los. Ela chama essas emboscadas de "memórias nojentas". No entanto, Suze Yalof Schwartz demonstrou que a meditação pode treinar seu cérebro para deixar que pensamentos que não são úteis passem, em vez de criar raízes.

Palavras contra a ansiedade: dois minutos

Você se sente ansioso de repente sobre como uma situação qualquer será solucionada? Óbvio, é possível que perca mesmo o emprego e as taxas de juros continuem subindo. Mas é impossível controlar totalmente a vida. Gastar tempo e energia se preocupando com essas coisas não vai ajudar. Entretanto, expressar os sentimentos com palavras e aceitá-los tende a aliviar a ansiedade. Identificar uma emoção negativa e enxergá-la como de fato é pode dar a você uma sensação de controle. Então, da próxima vez que se preocupar com alguma coisa, diga em voz alta (ou escreva em uma folha de papel, no seu computador ou no celular). Em seguida, pense se o que você acabou de dizer é de fato tão ruim quanto parecia no início, quando tudo ainda estava na sua cabeça.

Henrik sempre fica com um nó no estômago enquanto algum de seus projetos ainda está "no ar", isto é, não foi totalmente concretizado. Assim que a situação puder ser descrita em palavras, e contanto que as tarefas pela frente e os possíveis obstáculos possam ser definidos vai ser muito mais fácil encarar a real dimensão dela.

Balance para se ancorar: dois a três minutos

Um jeito rápido de se libertar de pensamentos difíceis é redirecionar a atenção do cérebro para sensações puramente físicas, assim como fazemos às vezes quando meditamos ou praticamos técnicas de atenção plena. Da próxima vez que você perceber que sua mente está presa em pensamentos negativos, tente "se ancorar" em seu corpo fazendo o seguinte: alterne seu centro de gravidade de um lado para outro, de forma que você se apoie em um pé, depois no outro. Se puder, feche os olhos. Enquanto estiver balançando, preste atenção nos dedos dos pés, nas solas, nos arcos, nos calcanhares, nas laterais dos pés, na parte superior deles, nas panturrilhas, nas canelas e, por fim, nas coxas. Use o tempo que precisar para de fato sentir e perceber as sensações em cada parte do corpo. Assim você vai conseguir desacelerar suas espirais de pensamentos negativos ou estressantes e liberar o espaço mental necessário para encontrar um ponto de vista mais construtivo.

Nós dois podemos garantir a eficácia de se acalmar e se concentrar desse jeito nos últimos minutos antes de fazer uma apresentação na sala de reuniões ou de mostrar os resultados de uma pesquisa.

Que som é esse? Dois a três minutos

No jargão da pesquisa, os exercícios sobre os quais você leu acima são conhecidos como *estratégias de alocação de atenção*. Eles são muito semelhantes a certas práticas de *mindfulness*, nas quais um dos objetivos é alcançar a presença no momento e a consciência dele.

Uma terceira forma de desviar o foco de seus processos mentais é *ouvir* o que está em redor — por exemplo, quando você faz uma caminhada. O apresentador e especialista em meditação Dan Harris sugeriu que as pessoas deveriam meditar assim, concentrando-se totalmente nos sons do seu entorno. É lógico que não estamos sugerindo que você saia por aí sonhando acordado a ponto de ser atropelado por um skate na rua ou bater o joelho na impressora no corredor do escritório. A questão é que estamos sempre cercados por muitos ruídos aos quais quase nunca prestamos atenção. Diferentes tipos de barulho: carros, vozes, aparelhos de ar condicionado, pássaros, o vento etc. No entanto, você não precisa tentar descobrir o que está produzindo os sons; concentre-se apenas em ouvi-los e dê a seu cérebro hiperativo a pausa de que ele precisa.

Henrik costuma fazer isso quando está saindo para almoçar ou indo de um ponto a outro. É provável que, no cotidiano, você também tenha várias pequenas lacunas semelhantes que nem perceba.

Elimine o mal com foco: um minuto

Outra forma de escapar dos próprios pensamentos estressantes é direcionar seu foco a algo externo. Este é um método rápido e invisível para a recarga mental que pode ser útil em várias situações — por exemplo, quando você sente que precisa desacelerar os batimentos cardíacos ou o ritmo, mas está no meio de uma palestra da qual não pode sair. Tudo o que você precisa fazer é nomear em silêncio três objetos que vê no local onde está. Descreva mentalmente as cores, formas e texturas deles. Assim você recalibra seu cérebro, saindo do modo hiperativo de "lutar ou fugir" para um estado mais passivo, de "preste atenção e descreva", o que vai lhe permitir recuperar o controle de seus pensamentos.

Diga FASC: trinta segundos

Todos nós já gritamos com alguém sem motivo, tivemos uma crise no supermercado ou simplesmente perdemos o controle. E tudo bem. Quando isso acontece, você não deve ser muito duro consigo. Todo mundo faz essas coisas de vez em quando. Entretanto, você tem tudo a ganhar perguntando *por que* aquilo aconteceu. Um jeito bem fácil e ótimo de fazer isso é usar a sigla FASC.

FASC é uma abreviação de Faminto, Ansioso, Solitário e Cansado. Toda vez que perder a fé na própria capacidade, ficar nervoso pensando se sua paquera vai gostar ou não de você, entrar em parafuso porque alguém está sendo idiota ou se estiver prestes a digitar um e-mail malcriado, pense *FASC!*. Determine se seus pensamentos negativos foram influenciados — ou até desencadeados — por um ou mais destes motivos: Você comeu há pouco tempo? Dormiu o suficiente? Está com raiva ou triste com alguma coisa? Há grandes probabilidades de você estar irritado por uma ou mais dessas razões. Quando nos sentimos tristes e abandonados, talvez falar com alguém possa melhorar a situação. Ou, quem sabe, esteja apenas na hora de comer um sanduíche.

A FASC é uma técnica de recarga que vai ajudar você a evitar reações precipitadas e negativas, o que preserva sua energia e facilita a correção de seus pensamentos nocivos, pois pode resolver as causas que os originaram. Você vai manter a calma e não vai precisar se irritar sem um bom motivo. Este é o método favorito de Henrik para manter seus relacionamentos com outras pessoas; ele tem até uma pasta de rascunhos no e-mail chamada FASC. É lá que ele coloca todas as mensagens que escreve antes do almoço, quando está de mau humor. Depois de comer, Henrik pode voltar ao escritório e deletá-las. Informar as pessoas à sua volta sobre o método FASC também pode ser uma boa ideia. Por exemplo, Catharina ensinou a família a sempre carregar lanches para ela. Insiste que isso beneficia a todos.

Oxigene seu corpo: dois a cinco segundos

Quando suas reservas de energia ficam baixas, isso pode ser um sinal de que você não está com oxigênio suficiente no sangue e no corpo. Como você sabe, isso pode ser resolvido respirando. No entanto, o problema é que, quando estamos apressados, costumamos respirar de forma rápida e superficial, o que nos impede de obter o oxigênio necessário. Mesmo quando achamos que estamos respirando normalmente, é raro usarmos a capacidade máxima dos pulmões. Quando pensamos em nossa respiração, tendemos a nos concentrar na inalação. Mas esta técnica propõe que façamos o contrário, o que automaticamente leva o corpo a encher o pulmão com o máximo de ar possível.

Comece expulsando todo o ar dos pulmões. Imagine que você os esteja espremendo na barriga: contraia o diafragma e os músculos abdominais o mais forte possível, como se estivesse tentando tirar o resto de pasta de dente de um tubo. Quanto mais você conseguir apertar, melhor — é extenuante, mas dura apenas alguns segundos. Quanto mais vazios seus pulmões ficarem, mais espaço você vai abrir para o ar novo.

Quando sentir que não há mais ar para expulsar com a barriga, relaxe: o ar vai entrar em seus pulmões sem que você precise agir. Poderá então perceber que eles vão ficar muito mais preenchidos do que quando você tenta inalar "de propósito".

Repita todo o processo, só por precaução.

Maximizar sua ingestão de oxigênio lhe dará mais resistência e energia, além de uma voz mais forte e firme. Essa técnica também é excelente para se preparar para fazer uma apresentação ou um discurso.

Henrik a aprendeu em uma sessão de treinamento para apresentadores de TV da qual participou na SVT em 2006, e ainda a usa bastante.

Mesmo quando você não estiver fazendo este exercício, pode ser útil lembrar que o corpo inspira automaticamente, mas às vezes pode precisar de ajuda para expirar. Se tiver a sensação de que precisa de mais ar, esprema um pouco mais em vez de tentar inalar mais e deixe que o corpo faça a parte dele.

Voyeurismo educado: cinco minutos

É um fato que fazer pausas frequentes torna as pessoas mais eficientes. É provável que você já tenha ouvido falar do ciclo do sono, no qual passamos do sono profundo para o leve, e vice-versa, em intervalos regulares. Esse ciclo, ou biorritmo, também o influencia quando você está acordado. Seu cérebro só consegue manter a concentração por cerca de uma hora. Depois disso, precisa de uma pausa. Se você forçá-lo a continuar por mais tempo, isso vai prejudicar sua memória e seu aprendizado — efeitos negativos que poderiam ser evitados com o simples ato de planejar alguns minutos de recuperação aqui e ali. É por isso que, por exemplo, professores que dão aulas com duas horas de duração se perguntam por que os alunos não conseguem se concentrar na segunda parte. A resposta é que a culpa é dos professores. O cérebro dos alunos perdeu a concentração muito antes.

O período máximo de concentração exato varia de um indivíduo para outro, mas tende a ser entre uma hora e uma hora e meia. Por isso, você deve agendar intervalos de cinco minutos a cada hora de trabalho para simplesmente olhar pela janela. Seu cérebro, sua saúde e seu chefe vão agradecer por sua impressionante produtividade à tarde, muito depois de todos os seus colegas terem jogado a toalha, por volta das 3 horas da tarde.

Dose rápida de relacionamentos: um minuto

Qualquer comportamento em que você "simplesmente segue em frente" pode lhe fazer deixar de lado — ou abandonar por completo — coisas que têm um significado real para você. Como as relações humanas, por exemplo. Hoje em dia, embora tenhamos mais pontos de contato do que nunca, muitas pessoas se sentem isoladas. E talvez isso não seja surpresa. Em algum momento é provável que você já tenha se visto em um espaço público quando, de repente, percebeu que todos ao redor estavam com a cara no celular, em vez de conversarem uns com os outros. Se nunca notou isso, você provavelmente é uma das pessoas que se recusaram a tirar os olhos da tela.

Isso é um problema, pois os encontros com outros seres humanos são uma das melhores soluções às quais temos acesso quando sentimos que o mundo está girando rápido demais e estamos ficando perdidos. Estabelecer relacionamentos significativos nos equilibra e nos torna mais felizes com o que temos. Mas esses relacionamentos exigem manutenção. Felizmente existem alguns bons truques que podem ajudar com isso. Da próxima vez que encontrar alguém perto da máquina de café, diga olá, pergunte como a pessoa está e *ouça a resposta*. (Como Catharina diz às vezes aos filhos, mesmo que pareça um lugar-comum: "Existe um motivo para você ter dois ouvidos e uma boca." Hoje em dia, os filhos dela fazem questão de desligar os dois ouvidos no momento em que ela pronuncia essa frase.) Se fizer um esforço verdadeiro para se conectar com outras pessoas quando as encontrar, você não vai precisar gastar tanto tempo com isso em cada encontro individual. De qualquer forma, seus relacionamentos — e, portanto, seu bem-estar — ficarão melhores.

Pequenos momentos de felicidade: vinte segundos

Na verdade, você se esquece de aproveitar a maioria das experiências positivas que tem em um dia. Percebe, distraído, como o calor do sol está agradável apesar de ainda estar cedo, ou que a música tocando em uma loja é surpreendentemente boa, mas seus pensamentos logo se concentram em outra coisa. É provável que todo dia você venha a ter muitas mais emoções positivas do que se dá conta. Uma vez que todos esses pequenos acontecimentos positivos podem fornecer ótimas recargas instantâneas, não é inteligente ignorá-los. Assim que algo parecer bom, pare e identifique o que é. Permaneça no presente. Pare de propósito por um momento para apreciar a música, o calor do sol ou o que quer que seja. Preste atenção intencional em como isso o deixa feliz e o fortalece. Só então, e não quando sentir que está na hora, dedique-se ao que estava prestes a fazer. E, se preferir aproveitar por mais um instante, faça isso.

Henrik descobriu essa técnica por acidente, muito antes de as pesquisas confirmarem sua eficácia. A experiência dele foi exatamente como você leu acima: certa manhã, quando saiu da estação de metrô completamente exausto, ele sentiu os primeiros raios quentes de sol do ano baterem em seu rosto, sua música favorita começou a tocar nos fones de ouvido e ele percebeu que o café que carregava estava extraordinariamente bom. Um sentimento intenso, mas breve, de felicidade tomou conta de Henrik, tão poderoso que ele não teve como não percebê-lo. Essa carga extra de bateria o manteve funcionando o restante do dia. Os pequenos momentos de felicidade são muito mais frequentes do que você pensa.

Encontre o gatilho: cinco minutos

A recuperação inteligente também é uma questão de lidar com os pensamentos negativos, para evitar desperdiçar energia com eles.

A análise excessiva e os pensamentos nocivos costumam ser desencadeados por algum fenômeno específico. Pode ser uma pessoa que você encontra ou então uma situação ou algo que ocorre dentro do seu corpo. Sempre que perceber que está se preocupando ou se sentindo ansioso em seu cotidiano, pense se pode ter acontecido alguma coisa para desencadear esses pensamentos e emoções negativos em você. Se conseguir descobrir o que era, anote para não esquecer.

Da próxima vez que perceber estar em uma situação que corre o risco de se transformar em algo semelhante ao que escreveu, você pode se antecipar — por exemplo, indo embora, encerrando a conversa, mudando de assunto ou talvez apenas ajustando sua postura. Assim você evitará cair mais uma vez em uma emboscada de pensamentos negativos e poderá guardar energia para algo mais importante.

Levante-se: três minutos

O microexercício físico pode, na verdade, oferecer grandes resultados. Repetir sessões de treinamento breves, mas muito intensos, por apenas três minutos pode ter os mesmos efeitos que um exercício mais calmo com duração de duas horas. Martin Gibala, professor da Universidade McMaster, no Canadá, demonstrou que o treinamento intenso e breve com intervalos é bom para os músculos, a resistência, o coração e os vasos sanguíneos. Em um estudo realizado por cientistas suecos e ingleses, concluiu-se que duas sequências rápidas de vinte segundos em uma sessão de treinamento de dez minutos são suficientes para maximizar o consumo de oxigênio do corpo.

Então, levante-se e corra sem sair do lugar como se sua vida dependesse disso, faça alguns agachamentos profundos e acrescente alguns *burpees* (*burpees* são um exercício em que você se joga no chão como um doido e se levanta em seguida). Repita por três minutos. Algumas pessoas podem achar estranho — mas pelo seu bem-estar vale a pena.

Se você conseguir que alguns colegas de trabalho o acompanhem, é provável que a coisa toda fique bem mais divertida e menos embaraçosa. Na revista de saúde em que Catharina trabalhava, os editores faziam algo que chamavam de "exercício diário". Eles se revezavam para sugerir diferentes movimentos que faziam, juntos, por alguns minutos.

Os melhores efeitos do seu treinamento virão da alternância de sessões longas de baixa intensidade, que promovem o crescimento dos tecidos e ensinam o corpo a queimar gordura do modo ideal, com sessões mais curtas e de alta intensidade. Se você tiver apenas três minutos, pode se contentar com os de alta intensidade, desde que se esforce.

RECARGAS M

Tempo necessário: de alguns minutos a algumas horas

Inspirando energia: dez a cinco minutos

Pegamos essa técnica rápida de recuperação da yoga medicinal. Ellen Engvall, instrutora de yoga medicinal e terapeuta, explica que a ideia é usar técnicas mentais, de respiração e movimento para ajudar o corpo a relaxar e permitir que ele possa se recompor.

Este exercício de respiração alonga os pulmões e as vias aéreas, aprofundando e estendendo a respiração do estômago à clavícula, o que acalma o corpo e a mente. Você não precisa estar em um local específico, mas sugerimos que não faça essa atividade no escritório ou na sala de aula. Encontre um lugar mais tranquilo.

Deite-se de costas ou se sente em uma cadeira e relaxe todo o corpo. Apoie uma das mãos na barriga e outra no peito. Feche os olhos e, por trás das pálpebras, dirija o olhar para o ponto entre as sobrancelhas, cruzando os olhos. Tome cuidado para não tencionar essa área.

Repita mentalmente o mantra *sat nam*, no ritmo da sua respiração — *sat* ao inspirar e *nam* ao expirar. *Sat nam* significa algo como sou verdadeiro ou "a verdade é minha identidade". Esse mantra é tradicionalmente usado na yoga kundalini, a tradição de onde se originou a yoga medicinal. O mantra não é um encantamento mágico; em vez disso, ele o ajuda, em termos puramente práticos, a tomar consciência do ritmo da sua respiração, o que permite a você se concentrar nela e não nos pensamentos que ficam girando em sua mente.

Inspire pelo nariz da forma mais lenta, suave e uniforme possível. Encha a barriga de ar, de baixo para cima. Continue a encher até que seu peito esteja preenchido. Estique-se para cima, em direção à clavícula, e encha-a com o máximo de ar possível sem se tensionar. Em seguida, expire, concentrando-se em cada parte do corpo na ordem inversa, ainda de forma suave e rítmica, seguindo o mesmo compasso da inalação. Primeiro sua clavícula vai baixar, depois seu peito e, enfim, sua barriga. Faça uma pausa após expirar e espere pela próxima respiração. Seu corpo lhe dirá o momento certo.

Esteja presente em cada respiração e sinta o ar inundar seu corpo de energia.

Use a regulação emocional: cinco a 15 minutos

A regulação emocional, de acordo com a definição dos psicólogos James Gross e Ross Thompson, é uma das habilidades mais importantes para que você seja capaz de se recarregar. Ela envolve monitorar os pensamentos e perceber quando eles começam a se encher de emoções negativas, momento em que você deve substituí-los usando técnicas cognitivas. O cérebro é seu aliado nisso, pois ele gosta de mudanças e pensamentos novos. As conexões químicas que se formam entre as células cerebrais quando você pensa podem ser alongadas e reorganizadas, para facilitar a descoberta de novos jeitos de pensar. Seu cérebro muda em um instante, dependendo do que você exigir dele e das exigências que ele enfrentar.

Mas a maleabilidade do cérebro diminui se você não se recarrega o suficiente. Isso pode alterar a estrutura dele, de modo que o estado em que você está agora, no qual o controle das suas emoções e seu pensamento racional está enfraquecido, se torne o novo normal. Isso significa que você vai sofrer com o que é conhecido como regulação emocional disfuncional. Em outras palavras, você passa a viver com convicções negativas no que diz respeito ao mundo (e quanto a si) que não são verdadeiras.

No entanto, a regulação emocional tem outras funções além de corrigir o mau humor, com efeitos muito mais profundos. Seu lobo frontal faz muito mais que apenas gerenciar sua capacidade de pensar racionalmente. Como a psicóloga MaryAnn Noonan mostrou, os lobos frontais também estão conectados ao sistema de recompensas do cérebro, que sofre quando essa parte está enfraquecida (como ocorre sempre que o sistema límbico rouba os recursos dela).

Por isso, as pessoas que não passam tempo suficiente se recuperando costumam ver mudanças na motivação. Elas não conseguem mais encontrar um bom motivo para alguma coisa, pois perdem a satisfação ou o desejo em relação à tarefa. Coisas que antes eram divertidas passam a ser chatas. Isso pode se tornar tão grave que o indivíduo perde a capacidade de sentir felicidade ou prazer. Neste ponto, o sistema de recompensa do cérebro está desativado.

Um uso concreto da regulação emocional envolve enganar o sistema límbico do cérebro, que serve como termostato emocional, ao ativar de forma intencional os lobos frontais, que são racionais. Eles não são apenas o QG do seu pensamento racional, mas também a parte do cérebro que você usa para planejar, pensar de modo abstrato e estruturar os pensamentos. Dê à parte racional do seu cérebro uma tarefa que envolva certo grau de complexidade — por exemplo, revisar seus planos para o dia, inserir vários prazos na agenda, descobrir como fazer uma tarefa complicada ou (sim!) resolver um jogo de sudoku. O sistema límbico não vai estar ciente do seu plano secreto e vai permitir que você faça isso. Ao ativar os lobos frontais, você também vai poder recuperar os recursos que o sistema límbico havia dedicado às suas emoções negativas. E, depois de fazer isso, você vai ser capaz de se entregar a pensamentos ainda mais complexos, sem se preocupar com a possibilidade de o sistema límbico interferir nos seus planos.

Caso tudo isso soe abstrato demais para você, imagine que o sistema límbico é uma criança de 3 anos. Se você desviar a atenção dela para uma tarefa de que gosta, a pestinha logo vai esquecer quão brava estava — e por quê — e passar a se dedicar a atividades mais edificantes

Reavaliação cognitiva: cinco a dez minutos

O psicólogo David Barlow, da Universidade de Boston, notou, assim como muitos outros, que, além da regulação emocional, você também deve usar a reavaliação cognitiva com o propósito de transferir recursos para o seu pensamento racional.

Quando perceber que está reagindo negativamente a uma situação ou outra, você deve realizar um experimento mental em que tenta encontrar explicações alternativas para o que aconteceu — interpretações que não desencadeiem emoções negativas. Quando nos sentimos infelizes ou estamos muito atarefados, tendemos a analisar o mundo ao nosso redor de maneira prejudicial. Se for capaz de perceber que aquilo em que acredita é, na verdade, apenas sua *interpretação* da situação, você vai ter mais facilidade para redirecionar seu estado emocional. Em vez de se ofender quando sua amiga não o cumprimenta no ônibus e passar o dia se convencendo de que fez algo errado que destruiu a amizade, você pode reavaliar a situação e pensar se pode haver *outros* motivos para ela não ter dito olá. Talvez estivesse exausta, ou no meio de um telefonema, ou simplesmente não o tenha visto.

Na maioria das vezes, basta você perceber que há outras explicações possíveis — mesmo que não acredite nelas — para que seu cérebro emocional abandone aquela interpretação.

Este é o método favorito de Henrik para prevenir estados emocionais negativos desnecessários — além das ações que eles podem causar! Ajudar outras pessoas a pensar desse jeito também pode funcionar muito bem. Depois de uma palestra no exterior, Henrik pegou um táxi e acabou preso em um engarrafamento. Mais à frente, outro táxi tentava desesperadamente escapar do trânsito, o que era impossível, pois a fila de carros seguia por vários quilômetros. O taxista de Henrik foi ficando cada vez mais irritado com seu colega irresponsável, e Henrik percebeu que poderia ser perigoso andar com um motorista irritado naquela situação. Por isso ele ofereceu outra interpretação do comportamento observado: "É possível que o seu colega à frente seja um motorista imprudente. Mas será que existem outras explicações plausíveis para o comportamento dele? Estamos passando por um hospital agora, talvez ele tenha uma passageira prestes a dar à luz no banco de trás. Pode não parecer provável, mas não *sabemos* se essa é a explicação. Se você tivesse uma passageira prestes a dar à luz, não dirigiria assim também?"

Isso rendeu a Henrik um sorriso amigável de um taxista muito mais relaxado.

Traga seus monstros à tona: cinco a dez minutos

A ansiedade excessiva é um sinal comum de que você não está se recuperando o suficiente. Quando sofremos com pensamentos ansiosos, nosso cérebro fica estressado — porque acredita no que pensamos! Para neutralizar isso, um bom começo é pôr as preocupações em palavras e aceitá-las. Em vez de ficar ansioso com suas preocupações, você pode apenas afirmá-las e enxergá-las como as emoções que de fato são. Perceber que aquilo que elas dizem não é necessariamente verdade. Se, por exemplo, você estiver nervoso antes de uma grande competição, pode pensar assim: "Estou com medo de me dar mal neste torneio. Mesmo que seja uma sensação desconfortável, é lógico que o meu medo não sabe o que vai acontecer de fato. Pelo contrário, é mais provável que as coisas corram muito bem para mim."

Sentimentos negativos tendem a ser atenuados quando sentimos que temos controle sobre eles, o que torna mais fácil começarmos a ter pensamentos tranquilizantes — e então nos acalmarmos por completo.

Dedique um tempo para se preocupar: dez a vinte minutos

Um ótimo jeito de evitar pensamentos ansiosos e que consomem energia é dedicar um tempo exclusivamente para se preocupar. Pode soar estranho, mas funciona de verdade. Escolha um momento do dia em que você vai chafurdar em seus problemas. O horário escolhido não importa muito, mas, como se preocupar com as coisas não é muito divertido, pode ser uma boa ideia agendá-lo antes de alguma coisa que, você sabe, lhe dará energia positiva (por exemplo, ver um amigo, almoçar etc.).

Programe um despertador para a hora em questão. Durante o resto do dia, sempre que um pensamento ansioso aparecer, seja sobre o que for, simplesmente deixe-o de lado. Quando o alarme tocar, prepare-se para se preocupar! Passe de dez a vinte minutos refletindo sobre tudo o que pode dar errado, além de todos os sinais de perigo que você vê no horizonte. Dê seu máximo: se não tiver muitas coisas com as quais se preocupar, desafie sua ansiedade: "Vamos! O que *mais* pode dar errado então? Ser demitido é só o começo. Talvez eu acabe morando debaixo da ponte! Pode vir!"

Quando seu tempo de preocupação acabar, vai perceber que os pensamentos ansiosos não têm mais tanta influência sobre você quanto antes. Isso não quer dizer que eles tenham desaparecido — é que agora você tem controle sobre eles, em vez de permitir que eles controlem você.

Muitas vezes, Catharina fica convencida de que poderia ganhar bem como consultora de possíveis desastres. Ela tem uma grande habilidade de imaginar o pior. Dizem que servem comida no trem, mas, para o caso de o trem quebrar e a comida acabar, é bom levar uma marmita. Será que a tosse da sua filha é sinal de pneumonia? Talvez seja melhor ficar acordada a noite toda para observá-la. E precisamos mesmo deixar as crianças que sabem nadar entrar na água sem boia? Deu para entender, né? Para minimizar esses pensamentos catastróficos agonizantes, Catharina aprendeu a usar este método para manter a ansiedade sob controle até que ela decida liberá-la.

Se recompense com uma ótima experiência: quatro segundos a quatro horas

Em sua rotina agitada, é muito fácil deixar seus outros interesses de lado em nome das coisas que você *precisa* fazer. Entretanto, recompensar-se com atividades cujo único propósito seja a diversão lhe dá energia para usar no trabalho ou em outras situações estressantes. Os clínicos gerais Eva Espmark e Sven Oldin notaram que muitos de seus pacientes estressados se sentem deprimidos por tentarem com tanto afinco encontrar tempo para tudo e nunca sentirem que estão dando conta. Uma coisa que essas histórias têm em comum é que os indivíduos muitas vezes eliminaram toda a diversão da vida a fim de abrir espaço para as obrigações. Desistiram de ir a jogos de futebol, jantar com amigos ou cantar em corais — em outras palavras, abriram mão de tudo que proporciona recuperação ativa!

Henrik tende a fazer o contrário: quanto mais coisas estressantes tem em mente, mais se dedica a atividades divertidas para compensar. E, por mais estranho que pareça, quase sempre é possível encontrar tempo para a diversão. Basta ter a coragem de estabelecer prioridades.

Kristen Lee, da Universidade Northeastern, em Boston, compilou uma lista de atividades que, segundo ela, têm efeitos benéficos na recuperação e envolvem apenas os próprios sentidos do corpo. A relação a seguir contém somente alguns exemplos, mas achamos que você vai entender:

- rir alto;
- esforçar-se até suar a camisa;
- ter um orgasmo;
- dar ou receber um grande abraço;
- respirar fundo;
- ir a um show;
- cantar, dançar ou tocar música;
- beber com cuidado uma xícara de chá ou café quente;
- aconchegar-se com um bom livro;
- fazer yoga;
- passar tempo com crianças;
- fazer uma atividade que o deixa em estado de fluxo;
- conversar com um amigo que você não vê há muito tempo.

Faça exercícios: vinte a 55 minutos ou mais

Embora prefira ficar acordado até tarde com uma taça de vinho a levantar cedo para ir à academia antes do trabalho, ainda assim Henrik escolhe a segunda opção. O motivo é que isso dá a ele uma recarga incrível. Catharina também adora suas sessões de exercícios, isto é, adora quando elas terminam.

Nós dois queremos enfatizar os benefícios da atividade física extenuante. Ela ajuda o corpo a processar os vários hormônios do estresse que ele libera, como cortisol e adrenalina. Embora na verdade o nível de cortisol aumente no início do treino, ele vai ficar mais baixo que antes quando você começar a relaxar depois de se exercitar. Outro benefício de criar o hábito de praticar exercícios físicos regularmente é que o nível de cortisol passa a não subir tanto durante os treinos e a cair ainda mais quando você termina (!). Seu corpo pode atingir níveis avançados de recuperação se você se esforçar um pouco.

Praticar exercícios e se movimentar é bom para você — não importa se eles forem de baixa intensidade, como yoga ou caminhada, ou muito intensos, como corrida ou boxe. As desculpas mais comuns para não se mover o suficiente são a falta de tempo ou de dinheiro. Contudo, ambos os obstáculos podem ser superados. Em relação ao tempo, já mencionamos que praticar exercícios de alta intensidade por apenas três minutos pode produzir ótimos resultados. No entanto, é melhor ter variedade, e temos certeza de que às vezes você tem vontade de seguir além desses poucos minutos. Então, sente-se com sua agenda e dê uma olhada:

- há algum horário de manhã, na hora do almoço ou à tarde que possa funcionar?
- e no fim de semana?
- existe algo que você possa eliminar ou reprogramar a fim de liberar tempo para se exercitar?

Quanto ao custo, há muitas soluções que não exigem que você se matricule na academia:

- existe algum parque ou uma boa trilha para caminhada perto da sua casa?
- é possível usar as escadas em vez do elevador, no trabalho ou em casa?
- você poderia andar de bicicleta? Se não até o escritório, talvez o supermercado?
- Seria possível estacionar mais longe para caminhar mais um pouco?
- você tem um amigo ou familiar com quem gostaria de correr ou caminhar?

Por fim, você deve optar por um tipo de exercício que lhe pareça divertido. Escolher algo de que goste fará parecer menos trabalhoso e vai aumentar a probabilidade de a nova rotina ser mantida.

Como já falamos, Catharina tem um grupo de amigos com quem pratica exercícios algumas vezes por semana. A empresa torna o treino mais divertido. Henrik gosta de lutar boxe. Quando há alguém esperando, é preciso uma ótima justificativa para perder uma sessão, o que aumenta a probabilidade de que você se exercite, mesmo quando tiver um pouco do que Catharina chama de "preguicite". Seus companheiros de treino se tornam uma espécie de superego externo.

Aprenda algo novo: trinta minutos ou mais

Aprender algo novo é uma ótima forma de recarga. (Na verdade, é exatamente isso que você está fazendo agora!) Novas pesquisas sugerem que aprender coisas — independentemente de ser genealogia ou tango — ensina habilidades valiosas.

Seu cérebro começa a praticar a resolução de problemas quando você assume a nova tarefa e tenta manter o ritmo enquanto avança no tango ou em qualquer desafio que decida encarar. Em pouco tempo suas emoções recebem um impulso positivo, enquanto você desliza pela pista de dança com um novo senso de autoconfiança. O aprendizado ajuda a sentir que se está crescendo. Assim, você se enxerga como uma pessoa que melhora e aprende, em vez de alguém que está preso a um conjunto limitado de habilidades. Basicamente, o aprendizado lhe dá um amortecedor positivo que o deixa mais preparado para lidar com os estresses inevitáveis que a vida cotidiana apresenta.

Uma tese da Universidade de Uppsala também revelou que o treinamento cognitivo — o que ocorre quando você aprende coisas novas — pode levar à melhora da memória e da concentração, além de uma série de efeitos positivos na recuperação de pacientes que sofrem da síndrome de burnout.

Quando Catharina joga *Candy Crush* por um tempo depois de um dia intenso no trabalho, essa decisão não é necessariamente tão ruim quanto os filhos dela sugerem, rindo. Em certa medida, o cérebro dela treina a resolução de problemas, ainda que pouco, quando tem de combinar os doces de cores diferentes do melhor jeito possível, e sua autoconfiança recebe um impulso quando ela publica uma nova pontuação alta.

Conforme começamos a ver oportunidades de aprender coisas novas no cotidiano, também passamos a ter mais facilidade para lidar com desafios. O aprendizado aumenta a elasticidade do cérebro diante de um dia de trabalho estressante. Quando uma tarefa desafiadora aparecer e exigir um encaixe na sua agenda já lotada, você pode dizer que "Vai ser uma oportunidade difícil, mas gratificante, de aprender uma coisa nova", em vez de "Droga! Mais coisa para fazer! Como será que eu vou dar conta?"

Você também aprende mais quando colabora com os outros. Pergunte às pessoas ao redor como elas resolveriam determinada questão, e todas terão a oportunidade de crescer juntas e se recuperar um pouco.

Estabeleça o controle: uma hora

Poucas coisas consomem mais nossa energia que sentir não termos o controle da nossa vida. No entanto, se tiver a sensação de não ter controle suficiente, você mesmo pode criá-lo. Pratique um hobby, um esporte ou outro tipo de atividade na qual você já se sinta relativamente hábil e capaz de alcançar objetivos. Pode ser esquiar, construir uma gaiola de passarinho ou arrecadar dinheiro para a caridade. Demonstre a seu cérebro que você tem total controle sobre o que está fazendo e está orgulhoso de suas conquistas. Esse sentimento vai se espalhar para outras situações em que você normalmente não se sentiria tão confiante e seguro.

Almoço de lazer: uma hora

Planejar atividades divertidas durante suas pausas pode ser uma boa ideia. Alterne as tarefas menos empolgantes da sua lista com coisas mais interessantes. Se você tiver uma reunião de manhã e uma pilha de notas fiscais para aprovar à tarde, pode ser sensato fazer algo legal entre uma e outra, como almoçar com um amigo que você não vê há um tempo. (Isso também terá o benefício adicional de nutrir seu relacionamento — a recarga é melhor quando conseguimos unir várias técnicas em uma.)

Quanto mais coisas "difíceis" ou chatas você tiver de fazer, mais importante será acrescentar atividades que lhe darão energia como contrapeso.

RECARGAS G

Tempo necessário: quanto você precisar

Simplesmente seja você — pare de competir e fique mais feliz

Já mencionamos o FOMO, ou o medo de ficar de fora de todas as coisas divertidas que "todo mundo" parece estar fazendo. Com a quantidade certa de recuperação, você consegue recuperar o equilíbrio. Lembre-se desta verdade primordial: você está em sua jornada de vida e ela *deve* ser diferente da jornada de todas as outras pessoas. Seguir o próprio caminho não é uma fraqueza, e sim uma força.

    Contudo, fica mais fácil chegar a essa percepção quando você limita suas oportunidades de se comparar. Reflita sobre quais redes sociais são realmente necessárias — e para quê. Você usa o Facebook para manter contato com certos parentes? Então, isso é bom — contanto que essa seja a principal utilização dele. Talvez você precise do Twitter para o seu trabalho. Se for esse o caso, não precisa desinstalar o aplicativo. A pergunta que estamos fazendo aqui, porém, é se você precisa mesmo rolar o feed do Instagram com tanta frequência. Quando opta por participar dos aspectos da vida dos outros que eles compartilham nas redes sociais, você deve ter em mente que aquilo que está vendo é um *reality show* bem editado, que pouco reflete a vida real.

Distancie-se dos seus pensamentos

Mesmo quando não deixamos nosso cérebro emocional nos dominar, uma grande parte de nossos pensamentos tende a se dirigir à insegurança e à negatividade. Não pense que isso só acontece com você — é assim com todo mundo.

A evolução garantiu que, sempre que possível, nosso corpo evite desperdiçar energia com coisas irrelevantes. E os pensamentos negativos consomem muita energia. Portanto, é provável que haja uma boa razão para a existência deles. Na verdade, mesmo nossas emoções mais sombrias e difíceis têm um propósito, por mais desagradáveis que sejam. O *medo* nos alerta para ameaças e nos motiva a escapar delas. A *raiva* ajuda a nos proteger tanto física como psicologicamente e a nos defender. A *vergonha* e o *arrependimento* nos motivam a tomar decisões diferentes da próxima vez, para evitar padrões de comportamento negativos. A *tristeza* nos afasta das interações com os outros, o que ajuda a conservar energia. Em outras palavras, os pensamentos negativos são, na verdade, tentativas do cérebro de nos manter o mais seguros possível.

É extremamente cansativo tentar resistir a essas emoções e a esses pensamentos quando eles surgem. Na verdade, é quase impossível. É melhor aceitá-los e descobrir como conviver — e aprender — com eles.

Existe, porém, uma diferença entre conviver e se render a algo. Aceitar essas emoções não significa que você deva deixar que elas o controlem. Portanto, é importante conseguir se distanciar dos pensamentos. Lembre-se disto: são apenas ideias e sentimentos, e não a realidade. Poucos exercícios de recarga são tão importantes para manter a calma mental quanto este.

Você já leu sobre a crise de ansiedade de Henrik, quando ele achou que estava prestes a morrer de infarto. Depois de se concentrar conscientemente em suas sensações corporais e descobrir o que estava acontecendo, o próximo passo foi analisar todas as emoções negativas avassaladoras que o estavam impedindo de pensar de forma racional. Embora seus *pensamentos* estivessem cheios de ansiedade e ele *sentisse* que estava à beira da morte, Henrik percebeu que se tratava apenas de pensamentos e sentimentos. Não refletiam de forma alguma o mundo real. Os pensamentos ansiosos eram invenções da imaginação, e ele com certeza não estava morrendo. Em vez de tentar resistir à experiência, o que provavelmente só a tornaria pior, Henrik conseguiu optar por enfrentá-la, por mais longa e desagradável que fosse — encurtando, assim, a crise de ansiedade.

Mais conexões *saem* do cérebro emocional *em direção* às partes racionais que o contrário. Em outras palavras, a própria estrutura do cérebro é tendenciosa a favor das emoções. Portanto, você sempre terá emoções, inclusive as difíceis, se estiver levando a vida a toda a velocidade. No entanto, se estiver disposto a vivenciá-las e for capaz de enxergar o que são de fato, você também vai se acostumar com elas — o que as tornará menos assustadoras. Em vez de uma fonte de estresse em sua vida, suas emoções podem se tornar gerenciáveis. Como explicamos anteriormente, a recuperação inteligente nem sempre é uma questão de realizar uma tarefa específica. Também pode ter a ver com usar a energia da forma correta.

Você pode treinar isso ao criar o hábito de mudar de pensamento sempre que perceber que teve uma ideia negativa. Em vez de pensar "Hora do pânico! Eu nunca vou conseguir fazer isso tudo!", você deve pensar: "Estou tendo o pensamento de que estou entrando em pânico porque nunca vou conseguir fazer tudo isso."

Só depois de fazer isso você decide se esse pensamento parece sensato ou não.

Use seus relacionamentos

Você provavelmente se lembra da recarga P de dose rápida de relacionamentos. Aqui está sua chance de usar o mesmo método de modo mais aprofundado.

Na verdade, é difícil existir qualquer coisa que possa competir com a recuperação quando se trata de passar um tempo cercado por outras pessoas. Os outros lhe dão apoio quando você está se sentindo para baixo, incentivo quando o futuro parece incerto e esperança quando suas perspectivas parecem ruins. Eles nem precisam fazer isso de forma ativa; muitas vezes é suficiente para você saber que existe alguém com quem contar caso precise. Que você não está sozinho.

Isto é, supondo que seu relacionamento com essas pessoas seja bom.

Quando nos esforçamos para estabelecer bons relacionamentos, também projetamos emoções positivas nos indivíduos à nossa volta, o que pode impedir que pensamentos negativos saiam do controle. Bons relacionamentos nos dão sentimentos de reconhecimento e valorização, o que permite que pensemos melhor, nos comportemos melhor e tenhamos um desempenho melhor no trabalho, além de potencializar nossa capacidade de ajudar os outros.

O problema de viver em um mundo cada vez mais acelerado é que muitas vezes sentimos que não temos tempo suficiente um para o outro. Mantemos a cabeça baixa e seguimos em frente, na esperança vã de que dessa vez vamos conseguir cumprir todos os prazos, desde que ninguém nos perturbe. Mas viver assim é um erro desastroso. Quando seu ambiente não lhe dá um retorno positivo, você logo perde a flexibilidade, a paciência, o senso de humor e a calma. Se não passar um tempo com os outros, você deixa de adquirir conhecimentos importantes — pode até se dizer que fica menos inteligente. Além disso, quanto menos tempo você passa com outras pessoas, mais dificuldade tem para confiar em novos conhecidos e menos aproveita a energia que poderia receber dos encontros. Sua bateria fica descarregada bem antes do que deveria. Então, se você acha difícil até mesmo encontrar tempo para ter uma vida social, este é um sinal de que precisa fazer um esforço consciente para abrir esse espaço.

Essa recomendação é ainda mais válida se a pessoa para quem você não está encontrando tempo for seu parceiro de vida. Agende passeios regulares ou reserve meia hora toda noite para ficar apenas conversando. (Sabemos que meia hora pode parecer muito tempo para dedicar a uma pessoa só, mas é questão de prática.) Isso pode não parecer muito romântico, mas podemos afirmar que é romântico, *sim*. Poucas experiências podem competir com a sensação de acordar na segunda-feira sabendo que temos um compromisso com nosso parceiro no sábado, independentemente de o casal estar junto há dez meses ou dez anos. Além disso, criar o hábito regular de conversar um com o outro sem distrações, como pratos ou televisões ao redor, é um dos segredos para fazer um relacionamento romântico durar.

Se não estiver envolvido com ninguém, você pode fazer as mesmas coisas (bem, quase todas) com os amigos. Marque uma longa caminhada, uma cerveja ou outra atividade social que facilite a conversa. Sabemos que você acha que seus amigos são péssimos em manter o contato e que é sempre você quem tem de sugerir um encontro. O estranho, porém, é que todo mundo se sente assim. A única forma de lidar com isso é engolir o orgulho e pegar o telefone.

Se não tiver muitos amigos, você tem sempre a possibilidade de fazer novos — por exemplo, aplicando o método de recarga de aprender uma coisa nova que mencionamos anteriormente. É provável que exista algo que você adoraria experimentar, mas ainda não conseguiu satisfazer o desejo. Inscreva-se em uma aula de história celta, parapente ou outra atividade interessante. Haverá muitas outras pessoas que compartilham o seu interesse por lá, e isso significa que você terá assunto antes mesmo de conhecê-las.

Até certo ponto, também não há problema algum em pensar fora da caixa no que diz respeito a relacionamentos. Você tem relações positivas e significativas com muitas outras coisas além de seus amigos e familiares. É provável que tenha uma música favorita, um parque cheio de lembranças da infância, um jardim do qual cuida muito bem, um lugar onde adora se sentar, uma atividade física que o ajuda a esquecer do mundo ou um livro que gosta de reler sempre. Contanto que seja algo que você ache genuinamente significativo, fazê-lo o alimentará com enormes quantidades de recuperação.

Henrik pode confirmar que há poucas coisas na vida que lhe dão tanta força quanto se trancar no estúdio por algumas horas para criar música eletrônica. Muitas vezes ele se esquece de salvar o que produziu quando acaba. De qualquer forma, isso não é o mais importante. (Catharina gostaria de revelar, porém, que algumas das músicas de Henrik estão disponíveis no Spotify e na Apple Music, onde ele atende pelo nome de "Paler".)

Fique esperto com o digital

Os seres humanos modernos parecem acreditar que se comunicar por e-mail ou mensagem de texto é o mesmo que falar com alguém presencialmente. A comunicação digital é excelente para transmitir números e fatos. No entanto, quando há emoções envolvidas, o que ocorre na maioria das comunicações significativas, é melhor estar cara a cara. Quando precisamos discutir questões complexas, solucionar um conflito ou comemorar algo de bom, é *sempre* melhor um encontro. Poucas coisas consomem mais energia que mal-entendidos e angústias desnecessárias. Isso significa que se comunicar do jeito certo é essencial para a recarga mental. A comunicação por e-mails, mensagens de texto e redes sociais pode acabar sugando sua energia. Embora o envio de um e-mail possa ser mais rápido, muitas vezes é mais fácil resolver os conflitos pessoalmente. Isso exige um pouco de coragem se você não estiver habituado, mas é muito mais simples — e melhor em termos de recuperação — se comunicar presencialmente, em uma reunião real.

Seja realista em relação ao controle

Se cultivadas, algumas habilidades podem tornar você mais resistente à tentação de sair do sério. Uma delas é manter o controle, que discutimos anteriormente. Quando se trata de recarga proativa, é importante concentrar tempo e energia em mudar as coisas que podemos de fato influenciar, deixando de lado o que está além do nosso alcance. Basicamente, você deve direcionar seus esforços de maneira que eles tenham um impacto relevante.

Quando pensamos que temos controle sobre um resultado quando na verdade não temos, isso aumenta nossa frustração e a energia que consumimos. Por exemplo, você pode estabelecer um objetivo irracional e acabar irritado quando tudo não sai como o planejado. Na pior das hipóteses, pode começar a se sentir culpado por coisas que não estão nas suas mãos.

Encarar a recuperação de forma inteligente significa saber que, por mais que deseje, nem sempre pode controlar o resultado final. Você também não tem controle sobre o que os outros sentem, dizem ou fazem. E não há como controlar a economia global, a política nacional, o clima ou a demanda por sua experiência profissional no mercado de trabalho instável.

Você passa a se recarregar da maneira correta quando é capaz de diferenciar uma noção irrealista de controle, que causa estresse, com uma realista, que traz calma. Também podemos fazer isso ao nos concentrar em determinado processo, em vez do resultado. Ou então podemos simplesmente focar os resultados de nossos esforços, ignorando o que as outras pessoas fazem. Se, por exemplo, estiver reformando sua casa, você pode se concentrar em aprender sobre os materiais necessários, o trabalho envolvido na produção de uma planta realista e o tipo de prazo que parece razoável, ou seja, você assume o controle das variáveis no processo que lhe cabem. Depois, pode se concentrar em não sair do sério com o fato de que a neve chegou um mês antes do esperado este ano, o que paralisou todo o seu projeto até a primavera.

Se estiver ajudando a organizar uma excursão escolar para seu filho, lembre-se de que você é uma pessoa estruturada, que tem espaço para isso na agenda e pediu a ajuda necessária. Você sabe que a viagem vai ser um sucesso, mesmo que haja algum contratempo ao longo do caminho ou que você precise telefonar mais uma vez para aquele albergue. Você é responsável pelas coisas com as quais se comprometeu. Se algum outro pai desorganizado optar por bagunçar tudo e mandar as crianças para Paris, no Texas, em vez de Paris, na França, você saberá que isso estava além do seu controle.

Não priorize tirar uma nota alta na prova; concentre-se em se preparar o melhor que puder.

Não se concentre em conseguir um emprego; foque o envio do seu currículo e a atualização do seu perfil do LinkedIn.

Mantenha sua recuperação se concentrando no processo, em vez do resultado.

Faça um balanço do seu fluxo de energia física

Seus hábitos são decisivos. Por exemplo, seus níveis de glicose e insulina são influenciados por seus hábitos de alimentação e exercícios (a insulina, como você deve se lembrar, regula o açúcar no sangue. Se houver um desequilíbrio na taxa, sua capacidade mental será reduzida e você correrá mais risco de ter depressão).

Portanto, pode ser uma boa ideia separar um tempo para analisar como você obtém e gasta energia. O médico Mithu Storoni mostrou que, quando você passa muito tempo sentado e ingere mais calorias do que precisa, enfraquece a eficiência da sua insulina em 39 por cento! No entanto, há outros fatores que a influenciam além da alimentação. Se você ajustar sua dieta e ingerir apenas as calorias necessárias, mas ainda passar muito tempo sentado, sua insulina será enfraquecida em 19 por cento.

Em outras palavras, a insulina é extremamente sensível à quantidade de exercício que praticamos. Pelo simples fato de passarmos tempo demais sentados, eliminamos um quinto da eficiência dela. Isso ocorre mesmo que gastemos toda a energia consumida.

Mas a coisa é ainda pior.

Se você tiver, ou conhecer alguém que tenha, filhos adolescentes que adoram ficar sentados jogando videogame quando não estão na escola — de preferência comendo muitos doces —, talvez seja bom saber que, para o corpo se tornar resistente à insulina (o que significa que ela não consegue mais exercer sua função adequadamente), é necessário passar apenas 16 horas sentado em um único dia. Isso vale para pessoas de todas as idades, não importa quão saudáveis elas sejam! Estudos anteriores estabeleceram uma conexão entre o uso prolongado do computador, a depressão e a despersonalização, mas a explicação fornecida por todos eles tinha a ver com o isolamento social. É muito possível que a resistência à insulina desempenhe um papel na alteração do nosso humor e da nossa compreensão da realidade.

Em outras palavras: se quiser se tornar menos propenso a ficar deprimido e apático, e se achar que uma redução na sua capacidade de pensar parece má ideia, trate de se exercitar *e* comer direito.

Felizmente já discutimos o aspecto físico dessa equação. Algumas páginas atrás, demos algumas dicas simples para ativar o corpo. No entanto, você deve complementar seu novo hábito aprendendo mais sobre dieta e nutrição. Se ainda não souber, precisa aprender sobre os efeitos que carboidratos, calorias, proteínas, gorduras e açúcares têm no corpo e avaliar qual é a quantidade ideal de cada um para você.

Abra mão da perfeição

Muita gente sofre de uma necessidade infeliz de alcançar a perfeição em tudo o que faz. Isso costuma se aplicar a indivíduos de alto desempenho, mas todo mundo exibe algum grau de perfeccionismo. Não nos entenda mal. É óbvio que é bom tentar ser o mais esforçado possível. Tentar chegar à perfeição pode ser motivador, nos ajudando a pensar em novas soluções criativas e possibilitando que alcancemos mais do que achávamos viável. Mas, para que seja saudável, a busca pela perfeição tem de ser apenas isso: uma busca. Quando se transforma em uma exigência adicional, o perfeccionismo se transforma em algo negativo e cheio de culpa, em vez de uma fonte de motivação. Quando combinado com a falta de recuperação, isso se torna ainda mais relevante.

Os perfeccionistas tendem a cometer dois erros fatais. O primeiro é este: "Tudo está sujeito a mudanças, a vida é um turbilhão e haverá muitos acontecimentos importantes que não posso controlar. Portanto, preciso me enraizar o máximo possível. Dessa forma, vou controlar o que posso, em vez de ficar à mercê do vento."

O problema de ficar de pé em uma tempestade, é lógico, é que quebramos. Quando não conseguimos permanecer flexíveis e ajustar nossas expectativas de acordo com a situação, ou se as coisas sempre tiverem de estar de um jeito determinado para que as consideremos aceitáveis, nos estressamos de uma forma nada saudável.

O segundo erro que os perfeccionistas tendem a cometer é estabelecer condições para sua autoimagem: eles só podem gostar de si quando alcançam algo que consideram bom o bastante. O perigo aqui, obviamente, é que eles também nunca acham qualquer coisa que *fizeram* boa o suficiente.

Outro perigo do perfeccionismo é nunca começarmos o que queremos fazer, porque ficamos esperando a circunstância perfeita. Ou, como disse o poeta e escritor Bob Hansson: "Em vez de nos sentar, passamos o tempo tentando construir um banco melhor."

O perfeccionismo pode causar danos tanto físicos como mentais. O professor de psicologia Per Carlbring trabalhou em vários estudos sobre esse fenômeno. Entre outras coisas, ele estudou a correlação entre perfeccionismo e pensamentos suicidas em estudantes e determinou que certo tipo de perfeccionista — aquele que nunca acha que fez o suficiente — é mais propenso a tê-los.

Para se sentir verdadeiramente bem consigo, você precisa deixar a mentalidade de "as coisas precisam sair perfeitas" e pensar "não faz mal cometer erros às vezes". Caso você sinta falta de ar porque precisa sempre ter um rendimento incrivelmente alto e não fique satisfeito mesmo quando tem sucesso, talvez seja bom tentar nem se importar. Respire fundo e entregue o trabalho antes de achar que está perfeito. Ou por que não simplesmente cozinhar brócolis no vapor em vez de fazer aquela salada enorme que você sempre prepara para os jantares em família? Se alguém perguntar, respire fundo e explique (para a pessoa e ainda mais para si): "Só isto também está ótimo."

Pense o contrário e encontre o próprio caminho

Um componente essencial de uma boa recarga é a capacidade de observar o próprio comportamento de um ponto de vista externo. Ao perceber como costuma agir e, em seguida, fazer o *contrário*, você pode encontrar uma forma de incorporar a recuperação à sua vida e iniciar um ciclo de retornos positivos. Simplificando: se abasteça daquilo que está em falta e limite as atividades em que está exagerando.

Outra maneira de fazer o contrário pode ser diminuir suas exigências. Se você está acostumado a passar meses procurando um tapete com o tom perfeito de cinza e sempre mantém a casa incrivelmente arrumada e estilosa — tudo isso enquanto supera as metas no trabalho —, talvez seja uma boa ideia (apesar de desafiadora) de vez em quando deixar alguns pratos sem lavar na pia, ou dizer a um colega que você vai terminar o relatório que ele está esperando não no dia combinado.

No entanto, se você tende a lidar com situações estressantes se jogando no sofá com um pacote de batatas fritas e esperando que os itens na sua lista de tarefas se resolvam por conta própria, talvez seja mais útil respirar fundo e pôr a mão na massa.

Se o seu trabalho exigir muito e envolver diversas interações sociais cotidianas, talvez aquilo de que você mais precise depois de um dia agitado no escritório não seja outra noite com os amigos.

Da mesma forma, pode ser necessário incluir mais exercícios na sua rotina, se ela for muito sedentária. No entanto, se você já malhar muito, acrescentar outra sessão de treino à agenda não vai lhe ajudar a se recuperar de maneira eficaz.

Você entendeu. Pensar o contrário também pode fazer você se tratar um pouco melhor. Muitas pessoas que mantêm um ritmo acelerado sem recarregar as baterias desenvolvem uma autoimagem desnecessariamente negativa. Elas têm pensamentos nocivos e são muito críticas em relação a si. Fazer o contrário e praticar a compaixão por si pode acalmar a mente e o corpo. Pense no que faz você se sentir bem e no que acha importante — e se dê exatamente isso! (Se você concluir que ler e-mails de trabalho ou consumir quantidades excessivas de vinho é o que o faz se sentir melhor, talvez seja bom refletir um pouco mais.)

Organize seu sono

Você se lembra das quatro categorias de recuperação de Kecklund? Ele a dividiu em *recuperação ativa*, *recuperação passiva*, *sono* e *pausas*. Na mesma seção, também discutimos por que a recuperação passiva nem sempre é um bom investimento de tempo, pois ela raramente traz bons resultados.

Por isso, os exercícios de recarga neste capítulo pertenceram principalmente às categorias de *recuperação ativa* e *pausas*. É lógico que

O *sono*, a terceira categoria importante, também merece destaque. Decidimos guardá-lo até agora, para o final deste capítulo, porque, em certa medida, o sono se resolve por conta própria, quando comparado às outras categorias de recuperação. No entanto, é óbvio que isso depende de você obter o sono necessário. De acordo com Helena Schiller, do Instituto de Pesquisa do Estresse, a profundidade do sono parece ter mais importância que o número exato de horas que dormimos. Isso significa que não precisamos nos preocupar se estiver tarde e precisarmos acordar cedo — desde que essa situação não seja comum e sejamos capazes de atingir o sono profundo durante a noite. Para muitos, porém, até isso pode ser um problema. Por esse motivo, na próxima seção mostraremos alguns exercícios para melhorar o sono, que terão o benefício adicional de aumentar sua capacidade de se recuperar de forma eficiente também durante o dia.

Relaxe antes de dormir

Para maximizar sua recarga, passe um tempo relaxando e dando a si as melhores chances possíveis de descansar de verdade. Talvez você precise ajustar sua respiração. A mente de muitas pessoas começa a acelerar quando elas estão prestes a dormir. Sentir-se tenso pode fazer todo o seu sistema nervoso se configurar para a vigília. Isso torna difícil se sentir relaxado e sonolento ou dormir. Se você adormecer, é provável que o sono seja superficial e você tenda a acordar cedo demais. Isso pode desencadear um círculo vicioso. Ficar tenso faz você dormir mal. Seus problemas de sono o deixam mais agitado, o que, por sua vez, torna ainda mais difícil voltar a dormir.

Um jeito de se ajudar a pegar no sono é respirar fundo. Isso acalma o corpo. Tente respirar profundamente dez vezes pela manhã e dez à noite por bastante tempo, e você, sem dúvida, vai perceber a diferença e interromper o ciclo.

Use um despertador

Um dos problemas de sono que enfrentamos está relacionado à ansiedade e aos pensamentos sobre tudo o que precisamos fazer, o que nos deixa altamente dispostos a verificar o e-mail ou o Facebook no celular depois de nos deitar para dormir. Uma dica simples, mas eficaz para quem costuma fazer isso, é comprar um despertador. Se deixar o telefone fora do quarto, você vai resistir à tentação de ler e-mails de trabalho estressantes à noite e assim que acordar. Além disso, haverá mais tempo para o seu companheiro, se tiver um, e isso ajudará os dois a recarregar as baterias.

Faca anotações

Se você costuma acordar à noite preocupado com todas as tarefas que tem pela frente, um bom método é manter caneta e papel na mesa de cabeceira. Anote o que precisa fazer no dia seguinte, ou qualquer coisa que esteja na sua mente. Assim que os pensamentos estiverem armazenados com segurança no papel, será mais fácil voltar a dormir. Henrik usa esta técnica desde 2008 e deve a ela inúmeras noites de sono melhores.

Vá acampar

Os seres humanos são projetados para dormir quando está escuro. Somos descendentes dos homens das cavernas, e nosso sistema biológico evoluiu para reagir à luz do dia. A vida moderna, cheia de fontes de luz artificial, pode facilmente perturbar nosso ritmo original de sono — e, para restaurar o equilíbrio, só precisamos passar alguns dias na natureza. Quando estamos à luz do dia, especialmente de manhã, nosso sistema biológico se alinha com o nascer e o pôr do sol, e nos cansamos naturalmente quando a escuridão começa a cair. Isso nos faz dormir melhor.

Então, se você estiver dormindo mal há algum tempo, ou até se tiver sofrido uma mudança no ritmo do sono, existe uma solução muito simples. John Axelsson, professor e pesquisador do sono do Instituto de Pesquisa do Estresse, liderou uma equipe a qual descobriu que um ritmo de sono desestruturado pode ser restaurado se acamparmos na natureza por apenas alguns dias.

Abandone o iPad

Um jeito comum de interromper o ritmo do corpo com luz artificial é usar telas de tablets ou smartphones à noite. A luz dessas telas tem um tom de azul específico que o cientista israelense Abraham Haim mostrou impactar negativamente tanto a qualidade como a duração do sono. Luz e escuridão emitem sinais para o corpo, dizendo em que momento produzir o hormônio do sono melatonina. Quando escurece e nos preparamos para dormir, o normal é que nossos níveis de melatonina aumentem. No entanto, a luz azul inibe a produção do hormônio, o que torna mais difícil adormecer. As telas digitais existem há apenas vinte anos, e os homens das cavernas que vivem em cada um de nós ainda precisam evoluir para se adequar a elas. Basicamente, o cérebro tem dificuldade de perceber que está na hora de dormir quando a luz azul da tela do iPad está dizendo que ainda é dia.

Experimente a auto-hipnose

Se estiver experimentando dificuldades para dormir, você pode tentar o seguinte truque. Pode parecer complexo, mas na prática é rápido e fácil. Essa técnica costuma ser creditada a Betty Erickson, cujo marido, Milton, fundou a hipnoterapia moderna. O truque de Betty, que às vezes é chamado de *método 3, 2, 1,* é a prova de que ela também era uma estudante perspicaz da mente humana.

Quando estiver deitado na cama, tente o seguinte:

1. Olhe para quatro objetos no quarto, um de cada vez. Diga "eu vejo X" silenciosamente para si a cada objeto que olhar;
2. Ouça quatro sons diferentes ao redor, um de cada vez. Anote-os mentalmente;
3. Sinta e reconheça quatro sensações físicas diferentes, como os lençóis contra o seu corpo, uma corrente de ar e assim por diante;
4. a) Repita os passos 1 a 3, mas dessa vez observe três coisas que você pode ver, ouvir e sentir em vez de quatro. (Se precisar repetir alguns dos itens que usou na fase anterior, tudo bem.);
   b) Repita os passos 1 a 3, mas dessa vez observe duas coisas que você pode ver, ouvir e sentir;
   c) Repita os passos 1 a 3, observando apenas uma coisa que pode ver, uma coisa que você pode ouvir e uma coisa que você pode sentir.
5. Feche os olhos;
6. Repita o passo 4 c), ou seja, observe uma coisa que você pode sentir, uma coisa que você pode ouvir e uma coisa que você pode ver. No entanto, como seus olhos estão fechados, você vai precisar imaginar esse objeto. O importante é se concentrar em um item de cada vez;
7. Repita o processo, dessa vez imaginando duas coisas que você pode ver, ouvir e sentir;
8. Repita o processo, dessa vez imaginando três coisas que você pode ver, ouvir e sentir;
9. Repita o processo, dessa vez imaginando quatro coisas que você pode ver, ouvir e sentir.

Se você não adormecer durante o exercício, basta repetir as etapas 7 a 9 até não conseguir mais ficar acordado. Ou então apenas relaxe e deixe a mente vagar. Mesmo que não leve muito tempo, este exercício é tão exaustivo para o cérebro que, depois dele, você não vai querer fazer nada além de adormecer.

Pelo menos é o que dizem. Henrik, que gosta de usar esse truque, tem de admitir que não faz ideia do que acontece depois do fim do exercício, pois nunca passou do passo 7 sem cair no sono.

* * *

As técnicas que você acabou de ler podem beneficiar a todos. Gostaríamos de recomendar que, seja quem for, você comece a usar o maior número delas assim que possível.

Existem outras técnicas de recarga que não listamos aqui, pois sua utilidade varia um pouco de indivíduo para indivíduo. O próximo passo em sua jornada, então, será personalizar seu regime de recarga. Sua recarga final será o produto da combinação das técnicas "gerais" deste capítulo com as que forem mais adequadas ao seu estilo de vida.

Para encontrá-las, temos primeiro de identificar o padrão de comportamento em que você tende a cair sempre que está muito atarefado. Vamos descobrir isso juntos no próximo capítulo!

História real

Nome: *Jessika*
Idade: *41*
Profissão: *Gerente de área*

"Essa situação, sem dúvida, me fez pensar."

Como uma gerente de área experiente, ela estava acostumada a tomar decisões. Então, seguia em frente sempre que as coisas ficavam caóticas. Até que um dia simplesmente não conseguiu mais.

"Naquele mês de novembro, chorei no banheiro do escritório pelo menos uma vez por dia. Minhas crises de choro podiam ser desencadeadas, por exemplo, se eu voltasse de uma reunião e encontrasse trinta e-mails gritando na caixa de entrada, além de três pessoas em volta da minha mesa esperando uma resposta imediata para uma coisa ou outra. Eu sorria, tomava algumas decisões rápidas e corria para o banheiro para chorar um pouco. Em seguida, limpava o rosto, saía e seguia em frente por mais um tempo."

Jessika tentou aumentar seu rendimento no trabalho e eliminar da agenda coisas que pareciam desnecessárias. Por exemplo, almoçar. Em dado momento, ela não conseguiu mais continuar. De repente percebeu que tinha perdido a capacidade de tomar decisões.

"Fiquei lá sentada, olhando para um e-mail, em uma manhã de quinta-feira. Naquela semana meu sono estava péssimo, e eu vinha dormindo mal o outono inteiro. À tarde comecei a chorar e não conseguia parar, então fui para casa. Tentei trabalhar de casa no dia seguinte, mas as lágrimas brotaram assim que abri o computador."

Na segunda-feira seguinte, Jessika foi trabalhar como de costume e chorou no banheiro três vezes antes das 9 horas da manhã. Ela falou com o chefe, que a mandou para casa pelo resto da semana. Dessa vez bastou dormir direito e estabelecer melhor as prioridades. Por exemplo, ela acrescentou momentos de recuperação à agenda e eliminou algumas tarefas de trabalho com a ajuda do chefe.

"Depois que pus o sono em dia e organizei minhas prioridades, consegui voltar a trabalhar. Mas essa situação, sem dúvida, me fez pensar."

PARTE III

Recarga: sob medida para as suas necessidades

PARTE III

Reorganize sua vida para as suas necessidades

Capítulo 6

Como você administra suas responsabilidades?

Três arquétipos para lidar com o dia a dia

Você se lembra do teste que fez das páginas 80 a 91, quando preencheu os espaços da tabela para ver quanta recarga está fazendo atualmente? A *quantidade* de recarga de que precisamos é determinada em grande medida pelo esforço a que estamos expostos no dia a dia, tanto na área profissional quanto na área pessoal. Mas o *tipo* de recarga ideal depende, em parte, de como você lida pessoalmente com o dia a dia. Isto é, diferentes pessoas precisam de diferentes tipos de recuperação.

Os psicólogos e médicos com quem conversamos — como a psicóloga e autora Bodil Wennberg (que, por acaso, também é a mãe da Catharina) — explicaram que existem três padrões de comportamento identificáveis nos quais nós, humanos, tendemos a nos encaixar para lidar com as demandas das quais somos incumbidos.

Denominamos esses padrões de comportamento da seguinte forma: *o realizador*, que precisa atuar na capacidade máxima para se sentir bem; *o cuidador*, que equipara o próprio bem-estar ao de outras pessoas; e o *procrastinador*, que espera pacientemente uma solução aparecer. O problema é que esses comportamentos tendem a causar mais estresse e pressão do que eliminam. Como os seres humanos são complexos, todos nós exibimos os três padrões até certo ponto, mas um deles costuma ser dominante. Isso significa que ele controla não apenas nossas ações, mas também nossos pensamentos, e, portanto, faz parte de nossa personalidade.

Entender qual dos três arquétipos melhor representa a maneira como você reage quando pressionado e como você combina os recursos dos três padrões são etapas essenciais para encarar a recuperação de forma inteligente.

Três arquétipos

Esses três comportamentos — ou arquétipos, como optamos por chamá-los — são estratégias inconscientes que usamos para lidar com as demandas às quais o mundo ao nosso redor nos impõe. Nós os usamos para gerar uma sensação de segurança e proteção quando nos sentimos pressionados. E isso pode ser bom. O problema é que esses padrões de comportamento são todos baseados em concepções equivocadas de como o mundo funciona. Uma delas é a convicção de que as exigências que você faz a si de alguma forma refletem uma verdade objetiva. Se não conseguir corresponder a essas expectativas, você *sabe* que as pessoas a seu redor vão ficar decepcionadas, que você vai ser reprovado naquela matéria ou que sua família vai passar a lhe odiar. Essa forma de pensar se torna problemática quando as responsabilidades que são colocadas sobre seus ombros — ou melhor, as exigências que você faz para si — não são realistas. Nesse caso, um comportamento que deveria fazer você se sentir seguro vai começar a produzir insegurança.

Em um nível mais profundo, os três arquétipos são uma reação a uma ansiedade geral de não corresponder às expectativas. Todos nós enfrentamos isso em algum grau. O fenômeno é tão comum que recebeu até o próprio termo psicológico. É chamado de "síndrome do impostor", e foi documentado pela primeira vez pelas psicólogas Pauline Clance e Suzanne Imes nos anos 1970. A síndrome do impostor é a sensação de que, a qualquer momento, as pessoas a seu redor perceberão que você não é tão bom quanto elas parecem pensar que é.

O problema de repetir pensamentos ansiosos várias vezes é que você acaba parando de procurar soluções práticas. Seu cérebro emocional assume o controle e, antes que você perceba, uma reflexão que no início era "Como posso evitar que essa coisa ruim aconteça de novo?" se transforma em "Por que sou tão inútil?" — um pensamento que pode facilmente levar a uma espiral de ansiedade.

Essas espirais de pensamento prejudicam não apenas seu bem-estar, mas também seus relacionamentos. Poucos de nós temos energia para ouvir alguém que insiste em falar sobre a mesma situação problemática sem nunca fazer nada para resolvê-la. No fim das contas, as coisas podem ficar tão ruins quanto aconteceu com Henrik, que, em um de seus momentos menos empáticos, disse a um amigo: "Ei, você está reclamando do seu trabalho há três anos. Sinceramente, não consigo mais ouvir isso. Eu o proíbo de sequer mencionar seu trabalho de novo até conseguir me dizer como planeja mudar essa situação."

Henrik afirma até hoje que essa advertência era totalmente necessária. Mesmo assim, não foi a fala ideal para nutrir o relacionamento.

Ainda que você não pense em si como alguém que se preocupa demais, a ansiedade a respeito de si está sempre presente. Os três arquétipos, então, são tentativas de lidar com as preocupações para evitar que seus pensamentos fiquem presos nelas.

Bem-estar, qualidade de vida e sucesso não são estados estáticos e óbvios — eles mudam com o tempo. Você se sente muito bem em um dia, menos em outro. Sua qualidade de vida muda constantemente, em uma escala com inúmeras tonalidades. Mas pode ser difícil se relacionar com a natureza efêmera das coisas. Por isso, temos propensão a pensar assim: "Se eu conseguir me formar na faculdade, vou ser automaticamente muito bem-sucedido." "Assim que este projeto terminar, as coisas vão se acalmar." "Se conseguir aquele outro emprego, finalmente vou ficar satisfeito." "Meus filhos vão me amar se eu passar quatro horas fazendo o jantar para eles."

Os arquétipos que descreveremos agora são exemplos de três padrões comportamentais nos quais tendemos a nos enquadrar quando estamos sob pressão. Eles representam condutas muito diferentes, mas costumam produzir conclusões semelhantes sobre a realidade, sempre demasiadamente simplificadas.

ARQUÉTIPO 1: O REALIZADOR

O realizador quer aproveitar a vida ao máximo. A ansiedade de perder coisas divertidas faz com que o realizador esteja sempre a todo o vapor. Ele tem plena noção de tudo que a vida tem a oferecer e tendência a sentir FOMO.

Este arquétipo comportamental costuma ouvir comentários como "Não entendo como você consegue encontrar tempo para tudo!" ou "Você nunca relaxa?". Para os ouvidos de um realizador, essas falas parecem elogios, porque ele adora as descargas de adrenalina constantes e está sempre ansiando por mais experiências, mais êxitos e mais encontros empolgantes. Basicamente, o realizador é hipermotivado a levar uma vida de sucesso. E cada conquista bem-sucedida aumenta ainda mais a confiança.

Infelizmente, nenhuma conquista seria capaz de melhorar sua *autoestima*, que muitas vezes segue bem frágil por baixo de todas essas camadas de sucesso. A autoconfiança mede quão bem você acha que consegue realizar várias tarefas, enquanto a autoestima é uma medida da nossa atitude em relação a nós — isto é, quanto nos valorizamos. Quando falta autoestima, muitas vezes tentamos compensar isso aumentando nossa autoconfiança. Isso pode fazer os realizadores se sujeitarem a níveis desumanos de pressão.

É lógico que nem todos os realizadores têm a autoestima baixa. De qualquer forma, é possível ser um indivíduo motivado. Além disso, mesmo quando suas realizações são alimentadas pela insegurança, muitas vezes os realizadores se tornam bem-sucedidos e recebem elogios e vantagens como resultado de seu trabalho árduo. A desvantagem disso é que um realizador costuma dizer "sim" a coisas demais e a tentar encaixar compromissos demais na agenda, esquecendo-se de separar um tempo para a recuperação.

O desejo de fazer tudo da melhor forma possível pode atingir o realizador como um tsunami, deixando-o ansioso, estressado e inquieto. Ou, como Catharina costuma dizer quando está muito atarefada: "Estou correndo o risco de entrar no 'modo de erros precipitados.'"

É óbvio que esse não é o estado ideal.

A ironia aqui é que, apesar do impulso maníaco, os realizadores às vezes não realizam tanto quanto pensam — pelo menos não no trabalho. Vários estudos sugerem que as pessoas que fazem muitas horas extras se tornam menos eficientes. Elas perdem a centelha criativa e se esgotam. Isso significa que, se você trabalha mais que o seu cargo de fato exige ou sacrifica atividades de lazer que enriquecem a vida em nome da sua formação acadêmica, vale avaliar quantas das suas horas de trabalho são realmente gastas de forma eficiente (isso é ainda mais importante se você trabalhar para si e puder decidir a respeito do próprio horário). Mesmo que você ame o que faz, tudo em exagero pode ser prejudicial. Não se recarregar pode causar problemas de saúde.

Os realizadores costumam sofrer da síndrome do impostor, que mencionamos anteriormente, porque muitas vezes usam a autoconfiança para compensar a falta de autoestima. Vivem com um medo constante de que a incompetência gritante deles seja exposta ao mundo. Isso os leva a ser ainda mais autocríticos e a se esforçar ainda mais. Se for o melhor, ninguém poderá criticar você. No entanto, como sempre há alguém ainda melhor — ou que pode se tornar melhor — por aí, os realizadores nunca podem relaxar em relação a suas exigências excessivas.

ARQUÉTIPO 2: O CUIDADOR

Para os cuidadores, a principal fonte de segurança e proteção é a aprovação de terceiros. Estar atento a outras pessoas e às necessidades delas é uma habilidade essencial. Se não nos importássemos uns com os outros, a raça humana já teria sido extinta há muito tempo. Os cuidadores, porém, tendem a levar a empatia um pouco longe demais e se preocupam constantemente com a opinião de terceiros. Isso os torna ruins em dizer "não" e em estabelecer limites, o que pode levá-los a assumir responsabilidades demais ou a fazer coisas que não queiram de verdade.

Os cuidadores são os primeiros a aparecer para ajudar com os preparativos e os últimos a sair, pois ficam para auxiliar na limpeza e na arrumação. De alguma forma, sempre acabam se "voluntariando", já que todo mundo dá um jeito de se livrar dessas tarefas. Um cuidador não se importa em ajudar os outros com o trabalho, mesmo quando isso significa que ele vai acabar tendo mais coisas para fazer do que planejava inicialmente.

A maioria dos cuidadores não tem problema em estender a mão para outras pessoas. No entanto, em alguns casos eles na verdade gostam de ser sempre os que precisam se sacrificar. Nessas situações, a diversão deles é de um tipo agressivo, que não rende recarga alguma. Em momentos como esses, os cuidadores andam por aí com pensamentos raivosos, como "Por que sempre sou eu quem precisa...? Imagine se pelo menos dessa vez os outros pudessem fazer...". Contudo, eles nunca expressam essas ideias; simplesmente continuam executando tarefas que consideram pertencer a outras pessoas.

Os cuidadores costumam ouvir coisas como "Eu posso sempre contar com a sua ajuda" ou "Você é mesmo a anfitriã perfeita, e olha que esta festa nem é sua!". Os cuidadores aceitam declarações desse tipo como prova de que são queridos e legais. Mas pessoas que assumem responsabilidades excessivas no lugar de outras muitas vezes têm medo de perdê-las, ou ao menos de perder a aprovação delas. Por isso, cuidam de todos aqueles que não querem irritar como falcões carinhosos: o chefe, a família, os amigos e às vezes até mesmo completos estranhos. Esquecem apenas de zelar por si.

Podem se comportar desse jeito por vários motivos. Um cuidador que está em um relacionamento amoroso costuma ter medo de incomodar o parceiro se falar o que pensa ou estabelecer limites. Quando achamos que as emoções da pessoa amada são nossa responsabilidade, de repente cabe a nós mantê-la feliz. Isso pode nos levar a fazer coisas que não queremos, como ceder em relação a planos de viagem ou grandes aquisições, ou mudar de cidade por causa do emprego do parceiro. Nada disso é necessariamente ruim por si só. No entanto, quando na verdade nossa vontade é outra, pode ser. Os cuidadores pensam em si como responsáveis por absolutamente tudo. Suas ações existem apenas para garantir que todas as outras pessoas sejam felizes. Eles dizem a si que todos os relacionamentos exigem concessões e ceder é um ato de amor. Na realidade, porém, essa atitude está mais enraizada na ansiedade e no medo de ser abandonado.

Quando concorda com alguma coisa para evitar que alguém fique bravo, quando faz o mesmo que todo mundo porque não quer ser excluído, quando assume uma tarefa da qual não é realmente capaz porque não quer parecer insuficiente, você está aplicando a estratégia do cuidador para se sentir seguro e protegido. O julgamento negativo é algo que todos nós tentamos evitar de forma automática, por medo. É uma sensação desagradável para a grande maioria de nós e influencia nosso comportamento em muitas situações diferentes. Para cuidadores extremos, porém, isso é mais importante que qualquer outra coisa — mesmo que de maneira inconsciente.

ARQUÉTIPO 3: O PROCRASTINADOR

Embora o nome possa sugerir o contrário, o procrastinador é altamente meticuloso. Os procrastinadores sabem que, se uma tarefa vale a pena, então ela deve ser bem-feita. Portanto, estão cientes do nível de preparação que a maioria das coisas exige. Não gostam de ser pegos de surpresa. Em geral, essa é uma ótima atitude. Ao contrário dos realizadores, os procrastinadores podem passar séculos esperando as circunstâncias ideais.

O problema é que o mundo não funciona assim. As circunstâncias nunca são ideais. Isso significa que, por medo de as coisas ficarem difíceis, os procrastinadores tendem a não fazer nada.

De vez em quando todos nós acabamos agindo assim, principalmente quando precisamos lidar com situações complicadas. Uma das reações mais naturais — mas também mais contraproducentes — à pressão é tentar evitá-la. Fazemos isso mesmo quando sabemos que a melhor solução seria fazer o contrário.

A Terapia Cognitivo-Comportamental (TCC) se tornou uma das formas mais conceituadas de terapia para superar questões desse tipo. Essa abordagem se baseia na ideia de que o paciente é exposto às dificuldades aos poucos, de forma estruturada. Costuma funcionar muito bem. No entanto, expor-se intencionalmente à angústia pode ser complicado quando seus instintos estão lhe dizendo para correr na direção contrária. Isso exige que você decida lidar com emoções difíceis com antecedência e, depois, mantenha essa decisão mesmo quando não sabe exatamente o que vai acontecer.

O problema do procrastinador não é ser preguiçoso, e sim querer ter certeza absoluta. A questão é que há um fluxo infinito de coisas sobre as quais ele sente necessidade de ter convicção. No fim, tudo na vida dele parece uma ameaça. Em vez de viver ao máximo e de lidar com os acontecimentos ruins à medida que eles ocorrem, o procrastinador passa seus dias pensando no que poderia acontecer — e acaba não fazendo nada.

Para um observador externo, a vida dos procrastinadores pode parecer agradável, cheia de banhos quentes, ótimas leituras e meditação profunda. Mas, no interior deles, nem tudo é assim tão prazeroso. Como já dissemos: os seres humanos preferem fazer *alguma coisa* a não fazer *nada*. Além disso, se nosso desejo de realizar coisas for inibido, perderemos as ferramentas necessárias para interagir com o ambiente. No fim das contas, os procrastinadores não saberão mais por onde começar.

No entanto, eles são pessoas inteligentes e sabem que os itens na lista de tarefas não vão se resolver por conta própria. Ter consciência disso é, por si só, uma fonte de estresse constante que, por sua vez, fará o limiar para começar parecer ainda maior. O desafio dos procrastinadores não é apenas ativar a si, mas também aprender a fazer isso em termos práticos. E às vezes pode ser mais difícil do que parece.

Como mencionamos no início deste capítulo, esses arquétipos são baseados em traços de personalidade que todo mundo tem até certo ponto. Todos nós somos cuidadores alguns dias e realizadores em outros. Nas noites de domingo, os procrastinadores praticamente dominam o mundo. E, como apontamos, os impulsos para ter o melhor desempenho possível ou para cuidar de outras pessoas podem ser forças motrizes poderosas e positivas. Também pode ser bom às vezes ir com calma. Entretanto, é quando esses comportamentos se tornam estilos de vida duradouros, talvez porque estejam enraizados em sentimentos de insuficiência ou preocupação, que os problemas começam.

Se você acha que um desses arquétipos descreve uma atitude que você adota com frequência (os autores, Henrik e Catharina, são ambos realizadores natos, exceto nos dias em que caem na passividade absoluta e ignoram o resto do mundo), temos listas específicas de técnicas de recarga recomendadas para cada comportamento, a fim de que você as acrescente ao seu arsenal.

IDENTIFIQUE SEU ARQUÉTIPO: UM BREVE GUIA

Você já deve saber em qual dos três arquétipos se enquadra melhor. Caso contrário, leia as afirmações a seguir e pense em como responderia a elas. Embora essas coisas nunca tenham uma definição muito objetiva, achamos que você vai se identificar um pouco mais com um dos três arquétipos comportamentais. Depois de ler todas as afirmações, some as pontuações das suas respostas e descubra qual arquétipo (ou quais arquétipos) mais se aproxima(m) de você.

1. O que acontece quando você tem de enfrentar uma tarefa particularmente complicada? Você costuma ter um desempenho perfeito ou na capacidade máxima? Aceita a demanda porque alguém quer que você a faça ou fica cansado e tem dificuldade até para começar?
Complete esta frase: Quando me exercito ou me dedico a um hobby ou projeto, faço isso...
a) ... para melhorar meus resultados ou chegar mais longe.
b) ... porque um amigo me arrastou e não quero decepcioná-lo.

c) ... outra hora, se é que faço — só de pensar no que deveria fazer já fico cansado!

2. É provável que, no dia a dia, você execute tarefas cotidianas sem transformá-las em "algo mais", como preparar um jantar decente, mas nada muito elaborado, e se contente com isso. Mas você tende a querer se superar até nesse contexto? Ou fazer algo de que outras pessoas vão gostar? Ou essa história toda de preparar o jantar parece pesada demais para um começo de conversa?
Complete esta frase: Eu como...
a) ... muito bem. Cozinho refeições bem pensadas, gostosas e nutritivas.
b) ... pratos que outra pessoa queria, mas que quem cozinhou fui eu.
c) ... delivery, pizza congelada ou outros alimentos facilmente disponíveis.

3. Qual é o volume de trabalho que você realiza ao longo do dia? Você costuma trabalhar além do horário de expediente normal ou termina tudo a tempo? Costuma ter muito trabalho extra porque assumiu as tarefas de outras pessoas? Ou às vezes trabalha menos do que deveria, porque tem dificuldade para começar?
Complete esta frase: Eu trabalho...
a) ... muitas horas no escritório, mas também muito depois que chego em casa.
b) ... além do meu horário de expediente — muitas vezes tenho de ficar no escritório para ajudar meus colegas.
c) ... só depois de passar uma eternidade ensaiando. Tenho muito que fazer, então não sei por onde começar.

4. Fazer pausas é bom. Mas, se formos sinceros, você tem mesmo tempo para fazer intervalos regulares ao longo do dia, ou tende a seguir em frente para conseguir concluir todas as suas tarefas a tempo? Ou para ajudar outra pessoa? Ou suas pausas tendem a ser mais longas do que deveriam?
Complete esta frase: Pausas...

a) ... são algo que eu não faço sem um bom motivo. Almoço na frente do computador e não tenho problema com isso.
b) ... são algo que eu adoraria fazer, mas geralmente não consigo por um motivo ou outro.
c) ... são essenciais. Então, muitas vezes acabam sendo bem longas.

Resultados

Então, como você se saiu?

Se respondeu principalmente a), você provavelmente é um realizador. Você faz, logo existe. Encontra tempo para muitas coisas, mais do que a maioria das pessoas pensaria ser possível. Também é muito provável que você as execute muito bem, mesmo que não fique tão convencido com os resultados de seus esforços quanto os outros. De vez em quando você para e se pergunta como encontrar tempo para a recuperação, mas logo diz a si que isso vai ter de esperar até depois do próximo projeto.

Se você respondeu principalmente b), é provável que seja do arquétipo cuidador. Você valoriza as necessidades dos outros mais do que as suas. É bom pensar nas outras pessoas. A sociedade precisa de gente como você. Mas, para ter energia e continuar sendo atencioso, você precisa se lembrar de recarregar as baterias de vez em quando.

Se tiver respondido principalmente c), você deve ser do arquétipo procrastinador. Você tem muitas tarefas a realizar, mas se preocupa com a melhor forma de ter sucesso e não tem certeza de como começar. Em vez disso, passa muito tempo no sofá, se preocupando com as coisas, sem conseguir recuperar a energia. As expectativas podem parecer altas, mas, depois de começar, você terá muito a contribuir. Isso vai ser de grande valor para você e para os outros.

* * *

Caso você se identifique com um desses três arquétipos e não esteja totalmente satisfeito com a maneira como o comportamento em questão o impacta, talvez seja necessário fazer uma busca interior e reservar mais tempo para a recarga em sua vida. Como já dissemos, todos os três arquétipos se originam em comportamentos que na verdade são benéficos. No entanto, se combinados com uma autoimagem ruim, o medo do abandono ou uma necessidade excessiva de controle, podem se tornar prejudiciais. As técnicas de recarga que vamos ensinar no próximo capítulo são um grande passo no caminho para lidar com isso. Contudo, você não deve hesitar em procurar ajuda profissional se achar que pode ser útil.

Encarar a recuperação de forma inteligente envolve estar ciente das ferramentas práticas e específicas de que você precisa e ser capaz de recorrer a elas quando a vida ficar estressante. Você só precisa virar a página.

História real

Nome: *Johan*
Idade: *39*
Profissão: *Gestor público*

"Fiquei preocupado que pudesse ser um tumor."

Ele não tinha tempo para comer direito, se exercitar ou passar tempo com a família. O trabalho consumia toda a sua atenção. Até que ele foi levado de ambulância para o hospital.

"Havia conflitos constantes no trabalho, e a mídia escrevia sobre o que estava acontecendo em uma sucessão interminável de artigos. Sempre críticos. Tínhamos reuniões de emergência à noite e resolução de conflitos ao longo do dia e, enquanto tudo isso acontecia, precisávamos continuar a desenvolver e mudar nossos processos. Eu não tinha tempo para comer, então baseava minha alimentação em *fast-food*. Não tinha tempo para praticar exercícios. Não tinha tempo para minha família. Também estava sofrendo com dores de cabeça terríveis, que só pioravam. No fim, eu não conseguia mais continuar. Fiquei preocupado que pudesse ser um tumor e fui à clínica local, onde me mandaram para a emergência em uma ambulância. Os exames que eles fizeram lá não mostraram nada, graças a Deus. Mas senti como se meu corpo tivesse me dado uma mensagem bem direta: dê a si uma recuperação adequada, ou então..."

Após um breve período de licença médica, Johan decidiu mudar seus hábitos drasticamente. O trabalho continuou exigindo tanto quanto antes, mas ele se recusou a deixar que isso o controlasse.

"Comecei a levar marmita para o almoço, a participar de reuniões pelo telefone para não precisar ficar no escritório até tarde e a fazer passeios de bicicleta longos e tranquilos, durante os quais encontrei tempo para refletir um pouco mais sobre decisões importantes."

Hoje Johan se sente muito melhor e voltou a ser feliz. A recuperação é uma parte natural da vida cotidiana dele e as dores de cabeça desapareceram há bastante tempo.

Capítulo 7

P, M e G (de novo)

Recargas especiais para os três arquétipos

Novamente: o realizador, o cuidador e o procrastinador são padrões de comportamento e não definições estritas. Os psicólogos clínicos e os médicos que entrevistamos afirmaram que esses três arquétipos comportamentais descrevem características óbvias exibidas por seus pacientes, mas não sabemos se foram feitos estudos quantitativos sobre o assunto.

Pense nessas descrições como elementos para ajudar você a escolher entre as diferentes dicas e ferramentas que oferecemos neste capítulo. Caso se sinta mais alinhado a um dos três arquétipos, você pode se concentrar nele. Se não, fique à vontade para misturá-los. A decisão é sua. Só você pode mudar sua vida.

O caminho do realizador para uma vida mais relaxada

Por si só, a vontade de alcançar objetivos e ver resultados é algo bom. O problema surge se também nos cobramos demais em relação ao que é bom o suficiente para ser considerado. O perigo é acabarmos lutando pelo sucesso em todo e qualquer aspecto da vida — estar em boa forma, comer bem, ter a melhor carreira possível ou a casa com a decoração mais impecável. Na pior das hipóteses, você pode até ter tendência a pensar: "Eu sou o que faço."

Para quebrar esse padrão antes que ele o desgaste completamente, é essencial que você busque a recuperação em atividades que não sejam orientadas para o alto rendimento.

RECARGAS P PARA REALIZADORES

Verifique seus pensamentos: dez segundos

Se for um realizador, você terá tendência a manter um ritmo tão intenso que vai acabar se cobrando mesmo quando não houver necessidade real. Você está tão acostumado a encher sua agenda que vai acabar se sentindo sem tempo, mesmo nas situações em que não estiver. Quando isso acontece, você gasta energia em nada. Digamos que você esteja sentado em um ônibus, preocupado em talvez se atrasar para uma reunião. Talvez você realmente se atrase. No entanto, a viagem de ônibus vai levar o tempo que tiver de levar. Esse tempo poderia ser mais bem aproveitado com algo melhor do que provocar uma úlcera. Um jeito de evitar essa armadilha é se conscientizar dos próprios pensamentos. Substitua "Eu nunca vou chegar a tempo" por "Estou pensando que estou estressado porque nunca vou chegar a tempo. Que desperdício de energia".

Isso vai lembrar você de que seus pensamentos são apenas pensamentos e de que não precisa reagir automaticamente a eles. Mesmo quando eles estiverem corretos — você talvez se atrase mesmo para aquela reunião —, avalie qual é o pior resultado possível. Alguém vai morrer? Vai ocorrer um desastre? O fato de a reunião começar com cinco minutos de atraso pode não ser motivo para um ataque de pânico.

Embora quase não consuma tempo, este exercício precisa ser realizado com frequência para gerar o melhor efeito possível. Com o tempo, veja, você vai estabelecer um novo padrão de pensamento, que vai lhe permitir realizar essa reflexão de forma automática.

Pausas bem-sucedidas: cinco minutos

É importante fazer pausas em qualquer atividade que você realize o dia inteiro. Em geral, os realizadores não dedicam um tempo para esse tipo de coisa, mas, depois de ler este livro até aqui, acreditamos que você provavelmente já tenha percebido que está na hora de mudar de atitude. Agende suas pausas se elas não costumarem acontecer naturalmente. Programe um lembrete no celular ou marque um encontro com um colega na máquina de café em determinado horário. Se tiver um trabalho em que outras pessoas podem inserir compromissos na sua agenda, você deve se antecipar, bloqueando o momento de folga todos os dias de forma que ninguém possa preenchê-lo. Pense que suas pausas são tão importantes quanto todas as outras coisas que você insere no seu cronograma. Porque realmente são.

Experimente a atenção plena: noventa segundos

Comparados a muitas outras pessoas, os realizadores de vez em quando obtêm mais benefícios de momentos de recuperação passiva, como se deitar no sofá para assistir à TV. Ou de uma recuperação ativa calma e tranquila, como *mindfulness* ou exercícios para estar conscientemente presente — ou seja, estar ciente, de forma intencional, do que está acontecendo neste exato momento. Isso não significa que você deva avaliar e julgar o que está vivenciando agora. Tudo o que você deve fazer é observar e descrever suas experiências para si. A presença consciente treina sua concentração e seu discernimento para melhorar sua capacidade de influenciar o presente, em vez de se concentrar constantemente no futuro ou em acontecimentos do passado.

Deve se admitir que muitas vezes os realizadores acham coisas como meditação e atenção plena um tanto quanto maçantes. Mas é justamente por isso que eles precisam mais delas. Quando, como Catharina, você se vê querendo fazer vinte *burpees* em vez de dez respirações profundas, se concentrar apenas em existir costuma ser uma ideia especialmente boa. *Mindfulness* não é uma competição; não há como ganhar. Quando praticamos a atenção plena, priorizamos *ser*, em vez de *fazer*.

Então, como exercitar isso? Tente se sentar de maneira confortável, com as costas retas e os ombros relaxados. Concentre-se na maneira como suas respirações entram e saem do seu corpo. Sinta o ar entrando pelo nariz, descendo pela garganta, chegando ao peito e à barriga e, então, fazendo o caminho contrário até sair. Continue seguindo sua respiração. Se lhe ocorrer um pensamento, independentemente do que seja, reconheça-o e deixe-o de lado. Foque na respiração. Faça isso por um minuto e meio.

RECARGA M PARA REALIZADORES

Faça uma caminhada: 45 minutos

Caminhar é benéfico em diversos níveis. Por um lado, fazer exercícios de baixa intensidade fortalece o corpo e minimiza o risco de energia;

por outro, ativa as endorfinas. Se você acha que pode se sentir tentado a atender a algumas ligações de trabalho enquanto caminha, deixe o celular em casa.

Planeje sua caminhada pela manhã, antes de ir trabalhar, na hora do almoço ou à noite. O que importa é que você a faça. No entanto, por ser um realizador, você deve evitar medir sua velocidade ou a distância percorrida. Simplesmente deixe seu corpo se mover em um ritmo agradável.

Agende momentos de recuperação: dez minutos

Para os realizadores, pode ser particularmente importante limpar a agenda — mas você deve manter nela quaisquer atividades agradáveis que lhe deem energia. Dê uma olhada na próxima semana e avalie cada item da lista de tarefas. Veja se existe algo que não precisa de fato ser feito, que você possa eliminar completamente. Para cada entrada restante na lista, pergunte a si:

> *Isso é importante?*
> *Qual é a real urgência disso?*
> *Que nível de execução satisfaria os outros (não você) em relação a essa tarefa?*

Por exemplo, talvez você não precise assar 15 tortas em miniatura para aquele piquenique e possa simplesmente levar uma pizza pronta.

Faça um bom treino: trinta minutos

Treinar de forma errada, com intenções equivocadas, pode facilmente se tornar algo que o desgaste, em vez de uma fonte de recuperação. Não estamos sugerindo que os realizadores não devam se exercitar, mas você precisa praticar atividades físicas com a atitude correta e do jeito certo. Para começo de conversa, você deve deixar de lado todas as expectativas em relação a si. Seu treino deve ser agradável e passar uma sensação boa. Tudo bem praticar exercícios pesados várias vezes por semana, mas você deve se lembrar de que o objetivo é se divertir, e não mostrar para todo mundo como você é excelente nisso ou quebrar um recorde. Faça um esforço para pensar: "Cheguei em último lugar e não me importo."

Além disso, preste atenção em quanto esforço você está fazendo, em termos puramente físicos. Se você adora atividades físicas extenuantes, tente alterná-las com treinos de baixa intensidade. Por conta da sua natureza ambiciosa, você é bastante propenso a exagerar nas coisas. Pratique exercícios leves. Faça caminhadas longas e corridas lentas ou experimente yoga.

Agende uma massagem: trinta minutos

Agende uma massagem! Sim, você *tem* tempo para isso. O toque reduz os níveis de hormônio do estresse no corpo e desacelera os batimentos cardíacos. Também ativa áreas do cérebro envolvidas no sistema de recompensa. A maioria de nós também considera o toque suave agradável, reconfortante e relaxante.

Na verdade, todas as atividades que o fazem se sentir bem e que você acha significativas — independentemente de serem artesanato, jardinagem, se reunir com amigos, se exercitar, abraçar árvores, dormir ou praticar yoga — desencadeiam a liberação da oxitocina, um hormônio calmante que, por sua vez, serve como uma excelente fonte de recarga.

RECARGAS G PARA REALIZADORES

Uma tarefa de cada vez

Vivemos em um mundo no qual as pessoas tentam realizar mais e mais tarefas ao mesmo tempo. Fazemos muitas coisas simultaneamente.

Não conseguimos parar, focar e decidir o que é mais importante naquele momento.

Assistimos ao YouTube enquanto nos preparamos para uma prova, de preferência com um audiolivro sendo reproduzido em alta velocidade em um dos ouvidos. Ou escrevemos e-mails de trabalho enquanto respondemos a perguntas de colegas e, distraidamente, nos lembramos de que temos uma reunião importante dali a 15 minutos.

Recebemos um fluxo contínuo de informações por meio das mídias sociais e nos acostumamos a interrupções constantes. Muitos de nós chegamos a ponto de não conseguir lidar com as tarefas de trabalho mais importantes durante o horário de expediente, tendo que deixá-las para depois que todo mundo for embora. Na França, foi criada uma lei para impedir que as pessoas recebam mensagens de trabalho no tempo livre. Ainda assim, pode ser útil ler alguns e-mails em casa enquanto esperamos o macarrão terminar de cozinhar, certo?

Você deve definir regras para quantas coisas se permite fazer ao mesmo tempo. Troque a multitarefa por uma tarefa única. Planeje e priorize seu tempo de uma forma que lhe permita se concentrar em uma só coisa de cada vez. Isso o tornará mais eficiente. Quando tentamos dar conta de muitas atividades ao mesmo tempo, acabamos fazendo tudo e nada. Executar uma tarefa de cada vez nos deixa mais relaxados, oferece maior controle e ajuda a melhorar a qualidade do trabalho. É mais fácil para o cérebro do que tentar fazer muitas coisas simultaneamente. Além disso, quando separa um tempo para a recarga, você sabe que não vai fazer nada além disso naquele momento.

O caminho do cuidador para uma vida mais relaxada

Para os cuidadores, é extremamente importante diminuir as atividades executadas apenas em prol dos outros. Se alguém lhe pede para realizar uma tarefa que não é sua e você aceita, porque ajudar as pessoas quando elas não têm tempo o faz se sentir bem, então você está assumindo mais responsabilidades do que as que lhe cabem. Seu colega pede que você procure algo para ele. Você concorda. O professor do seu filho pergunta se alguém pode fazer a ata da reunião de pais e professores e olha para você. Mais uma vez, você aceita. Depois, o professor pede um voluntário para ser o representante dos pais da turma. E, de alguma forma, sem entender realmente como isso foi acontecer, você acaba andando por aí com uma carga pesada de responsabilidades. Se sua energia é sempre gasta com coisas para os outros, em vez de atividades que ajudam *você*, o conjunto de técnicas a seguir pode lhe ajudar a mudar isso.

RECARGAS P PARA CUIDADORES

Quem está pedindo? trinta segundos

É lógico que às vezes você deve ajudar as pessoas. Um dos fundamentos da sociedade humana é que apoiemos uns aos outros. Mas isso não significa que precisa ser *você* quem prepara a ata de todas as reuniões de que participa.

Toda vez que perceber que está prestes a aceitar uma tarefa, pare por alguns segundos antes de concordar. Pergunte a si se você o está fazendo por vontade própria — isso vai ajudar você a alcançar um de seus objetivos ou é uma tarefa que prioriza pessoalmente? Se a resposta for não, você está aceitando essa responsabilidade porque outra pessoa quer, ou espera que você o faça, ou porque isso vai servir aos objetivos *da pessoa*? Seja brutalmente honesto com você mesmo. Se, no fim das contas, você estiver agindo assim por causa dos outros, ou porque quer que eles gostem de você, é hora de começar a dizer "não" e parar de se voluntariar o tempo todo.

Outras pessoas não são responsabilidade sua: cinco segundos

Antes de se preocupar demais com o que os outros acham, reflita sobre quão pouco tempo as pessoas em geral devem gastar pensando em qualquer um que não seja elas. Você precisa superar sua convicção de que é responsável por todo mundo. Ela tem muitas consequências indesejáveis, como dificultar o relaxamento (alguém pode precisar de você!), a tomada de decisões (alguém pode se dar mal!) e a formação de opiniões (e se alguém discordar?), além de deixar você preocupado com sua saúde e suas finanças (o que vai acontecer se eu não puder mais apoiar todo mundo?). Também pode fazer você planejar demais e ser superprotetor — ou se transformar até mesmo em alguém altamente controlador!

A partir de agora, pense: "Sou responsável apenas por mim."

Se você repetir esse pensamento o suficiente, vai acabar percebendo como ele é verdadeiro e entendendo que deixar alguma coisa de lado nem sempre termina em desastre.

Na verdade, esta técnica é uma combinação de recargas P e G. Repetir essa frase para si requer um esforço mínimo, mas oferece grandes recompensas.

Abra mão do controle: vinte segundos

Quando estiver prestes a escrever uma mensagem ou a ligar para alguém só para se certificar de que está tudo bem, pense se, na verdade, isso não se deve à sua vontade de controlar a situação e se sentir seguro. Há uma linha tênue entre ser empático e controlador. Em vez de gastar sua energia vigiando constantemente seus entes queridos, presuma que eles estão bem — desde que não haja indicações nítidas do contrário.

Dê a si um impulso musical: três minutos ou mais

Atletas que ouvem música ao treinar consideram os treinos menos cansativos que os que não ouvem. O pulso e a pressão arterial deles permanecem mais baixos, eles liberam menos ácido lático no sangue e os níveis do hormônio do estresse noradrenalina são mais baixos. Basicamente, a música é muito benéfica, de acordo com o professor emérito Töres Theorell. Você também pode obter os benefícios dela, talvez no caminho para o trabalho ou para a escola. Deixe de lado o telefonema por obrigação para aquele parente que não para de falar. Em vez disso, coloque fones de ouvido e ouça suas músicas preferidas até chegar em casa, dando ao seu corpo um tempo de recuperação.

RECARGAS M PARA CUIDADORES

Ative-se por meio de outra pessoa: uma hora

Você adora malhar, mas raramente vai à academia porque está sempre ajudando os outros? Jogar xadrez é sua atividade preferida, mas você nem renovou sua inscrição no clube porque nunca vai lá? Arranje um colega de academia ou de xadrez que ficará decepcionado se você desmarcar seus planos. Você terá mais facilidade de fazer essas coisas acontecerem se alguém estiver esperando. Ao usar esta técnica, seu impulso de pensar nos outros trabalha a *seu* favor! Não importa a atividade específica, desde que seja algo de que você goste e faça pelo próprio bem.

Teste suas prioridades: dez minutos

Desenhe um quadrado e divida-o em quatro seções. Escreva "Importante" à esquerda da linha superior e "Não importante" à esquerda da linha inferior. Em seguida, escreva "Urgente" acima da coluna da esquerda e "Não urgente" acima da coluna da direita. Então, organize os itens da sua lista de tarefas nos vários espaços. Você vai terminar com as seguintes categorias: "Importante e Urgente", "Importante e Não urgente", "Não importante e Urgente", "Não importante e Não urgente". Determine se as tarefas que você assumiu pertencem realmente à caixa "Importante e Urgente". É fácil ceder às demandas dos outros e trabalhar em coisas que são urgentes *para eles*, mas que no fundo não são muito importantes para você. Veja se há alguma tarefa na sua agenda que na verdade seja responsabilidade de outra pessoa. Descubra se seria possível devolvê-la. Se a resposta for não, pelo menos agora você vai ter consciência dos tipos de coisas com os quais pode *não* se comprometer da próxima vez.

Urgente
Não urgente
Importante
Não importante

Liste sua vida: dez minutos

Este método tornará mais fácil não se sentir insuficiente o tempo todo: prepare uma lista de tudo o que você faz pelos amigos, pelos filhos, pelo seu parceiro, pela família e pelos colegas de trabalho. Seja completamente honesto e inclua tudo — a única pessoa que vai ver essa lista é você! Em seguida, elabore outra lista, com tudo o que você faz por si. Verifique qual delas é a mais longa.

Se a lista de coisas que faz para os outros for maior, você terá uma prova explícita de que está fazendo mais que o suficiente para as pessoas em redor. Não há necessidade de fazer ainda mais. Na verdade, talvez valha a pena pensar em se livrar de alguns itens, apenas para equilibrar as coisas. É muito provável que fique tudo bem.

(Se a lista de coisas que você faz para si for maior, o que é improvável para um cuidador, isso não o torna egoísta. Pense se os itens nela também não o tornam um(a) parceiro(a), pai/mãe, amigo(a) e/ou colega de trabalho melhor. É provável que sim. Nesse caso, não há motivo para sentir culpa por conseguir se priorizar.)

RECARGAS G PARA CUIDADORES

Não pule as coisas divertidas

Na seção sobre recuperação ativa, mencionamos que as pessoas que eliminam todas as atividades divertidas da vida para ter tempo para as obrigações podem acabar precisando de atenção médica. Esse é um comportamento particularmente comum entre os cuidadores. Quando deixamos de lado as coisas que fazemos com exclusividade para o nosso bem, como a recuperação, nos tornamos menos eficientes. O resultado é que acabamos pegando ainda mais coisas para fazer, a fim de compensar o fato de não estarmos funcionando com cem por cento da capacidade. Nosso déficit de recuperação aumenta e seguimos assumindo cada vez mais responsabilidades. É insustentável no longo prazo.

Agora é a hora de dar um basta nisso. Quando a pressão do ar cai em um avião, você deve colocar sua máscara de oxigênio antes de ajudar os outros. A vida cotidiana também é assim. Na próxima vez que pensar em faltar a um encontro com um amigo ou deixar de ir ao cinema ou à academia, pare e pense! Para começar, você pode sempre negociar consigo e decidir encurtar um pouco o café ou passar apenas trinta minutos na academia, em vez de uma hora. Só não cancele totalmente.

Conforme for se acostumando a se permitir um pouco de diversão, você vai conseguir começar a separar mais tempo para si.

O caminho do procrastinador para uma vida mais relaxada

Como já dissemos, os procrastinadores não são preguiçosos. Se uma atividade vale a pena, então ela merece ser executada do jeito certo. Muitas vezes eles acabam com uma coleção tão grande de coisas para iniciar que não se sentem capazes de começar a enfrentar o que parece ser um desafio intransponível. Toda a energia do procrastinador é gasta com a preocupação de como lidar com a vida cotidiana e se tudo poderá dar certo. No fim das contas, eles não enxergam outra solução a não ser fechar os olhos para a realidade e ficar parados. Ao acrescentar as técnicas a seguir ao restante do sistema de recarga, os procrastinadores podem tornar mais fácil a volta ao jogo.

RECARGAS P PARA PROCRASTINADORES

Volte a fazer: três minutos

Se você evitar ativamente a ação, pode perder o hábito de agir, não apenas em termos de execução, mas também no que diz respeito a sua reação aos resultados do que faz. Isso pode lhe deixar tão desconfortável que você passa a preferir não fazer nada, pois não sabe como as coisas vão terminar. Os procrastinadores são ótimos em evitar, o que infelizmente tende a deixá-los presos em um ciclo no qual acabam sentindo muito medo de fazer alguma coisa.

Como o cérebro precisa de uma pequena dose de adrenalina e cortisol para se ativar, começamos a procurar de maneira desesperada alguma fonte de preocupação, por mais insignificante que seja. O resultado disso, paradoxalmente, é que os procrastinadores podem ter a sensação de que a própria vida é muito estressante e difícil — mesmo que mal consigam concluir uma única tarefa!

Fuja desse círculo vicioso definindo metas pequenas e exequíveis para si. Por exemplo, você pode pendurar aquela pintura que está apoiada na parede há um tempão. Ou lavar a louça.

Faça uma lista de dez tarefas simples como essas e conclua uma delas todos os dias. Se não tiver energia em um dia, você tem sempre a alternativa de incluir mais um item na lista.

Começar a anotar e executar tarefas vai lembrar seu cérebro de que você tem, *sim*, a capacidade de concluir atividades. O que, por sua vez, vai alterar aos poucos sua autoimagem. Retomar com cuidado o hábito de fazer as coisas também vai deixar você com menos medo do que poderá acontecer depois que começar.

Mude seu padrão de pensamento: um minuto (sempre que precisar)

Se você se concentrar apenas nas coisas sobre as quais tem certeza, vai perder todas as boas surpresas e os acontecimentos agradáveis que ocorrem enquanto está ocupado olhando para o outro lado. Então, sempre que se pegar pensando algo como "tenho de me planejar para qualquer imprevisto, porque, se eu não tomar cuidado, coisas ruins podem acontecer", pare e se corrija. Mude esse pensamento para: "Coisas ruins sempre podem acontecer no futuro, não importa com quanto cuidado eu planeje tudo. É mais importante não deixar de aproveitar a vida ao máximo, aqui e agora."

Repita esse pensamento para si com a maior frequência possível, mesmo que no começo não acredite totalmente nele. Você logo vai perceber que isso é verdade.

Experimente ACT: cinco minutos

Uma forma de liberar um pouco de pressão e, ao mesmo tempo, conseguir fazer mais é pegar emprestada uma técnica do que é conhecido como Terapia de Aceitação e Compromisso (ACT, na sigla em inglês). Em vez de tentar não ter pensamentos perturbadores — por exemplo, de que você deveria ter feito um resumo das anotações da reunião de anteontem, ou de que deveria tentar parecer mais positivo quando está com seus amigos, ou de que deveria ter corrido cinco quilômetros em vez de apenas andar até a caixa de correio —, pode ser benéfico fazer o contrário. Aceite seus pensamentos e sua situação. Sim, você deveria ter feito aquele resumo e mandado por e-mail. Sim, teria sido melhor dar aquela corrida. Mas você não o fez. Isso acontece com todos nós. E, honestamente, talvez aquelas anotações da reunião não sejam tão importantes, no fim das contas. Além disso, parece que amanhã o tempo estará melhor para correr.

Ao eliminar um pouco do drama ao redor das suas obrigações, você pode aumentar a probabilidade de executar as coisas das quais precisa.

Treinamento de curiosidade: dez segundos

Na infância, você tinha curiosidade a respeito de tudo. No caminho para a fase adulta, parte dela se perdeu. Mas você ainda pode treiná-la. Quando nos sentimos curiosos, em vez de pressionados, é mais fácil passar da passividade à ação. Desperte sua curiosidade fazendo a si perguntas sobre as coisas que vê. Onde foi que ela comprou aquele chapéu? Será que o rapaz com a corrente de ouro é mesmo um gângster? Quem está dirigindo aquele carro? O que há debaixo da calçada? Será que você consegue descobrir quando o prédio pelo qual está passando foi construído — e quem o construiu? Não se contente em tentar fazer perguntas curiosas como essas — você também deve se esforçar para encontrar respostas interessantes. Elas não precisam ser verdadeiras nem corretas; o importante é estimular a curiosidade e a criatividade. Esse tipo de ativação mental também vai ajudar você a desenvolver maior atividade em outras situações.

RECARGAS M PARA PROCRASTINADORES

Faça promessas: uma hora por semana

Um truque que os procrastinadores podem usar para aumentar suas oportunidades de obter uma boa recarga é passar a fazer uma atividade divertida em grupo. Se outras pessoas estiverem à sua espera, você não terá escolha a não ser se levantar do sofá. Não importa se você se inscrever em um grupo de discussões teológicas ou começar a participar de corridas de carrinhos de controle remoto. Querendo ou não, essas atividades farão você se recarregar.

É importante apenas que você escolha algo que realmente ache divertido. Caso contrário, é muito provável que encontre uma desculpa para não ir ou fazer. Se você souber que gosta da atividade em questão e das pessoas com quem a pratica, isso vai tornar a opção de ficar em casa muito menos tentadora.

Cante em um coral: uma hora por semana

Uma atividade de grupo particularmente interessante é o coral. Pode não parecer a escolha mais óbvia, ainda mais se, como Henrik, você achar que cantar "Ciranda cirandinha" é um grande desafio. (Catharina, por sua vez, parece incapaz de resistir a qualquer oportunidade de cantar.) No entanto, o canto em coro demonstrou ter uma série de efeitos benéficos.

Já mencionamos Töres Theorell, professor emérito do Instituto de Pesquisa do Estresse da Universidade de Estocolmo. Entre suas descobertas está o fato de que pessoas que haviam cantado juntas por meia hora em um coral relataram um aumento nas emoções positivas e exibiram níveis mensuráveis de oxitocina, um hormônio relacionado ao bem-estar, na saliva. Quando o mesmo grupo passou o mesmo tempo conversando, tais mudanças não foram detectadas. Usar músculos como os do diafragma, da garganta e do peito para cantar também é uma forma de exercício físico. Alguns estudos mostram até mesmo que cantar em um coral colabora na digestão.

O canto em coro também ajuda a diminuir a pulsação e a pressão arterial. Quando as pessoas cantam juntas de determinado jeito (em uníssono, devagar, sem tons altos), a respiração e os batimentos cardíacos ficam sincronizados. A respiração controlada ativa o nervo vago, que vai do tronco cerebral ao coração, e diminui um pouco a frequência cardíaca. O coração dos cantores de coral literalmente bate junto.

Organize suas obrigações: dez minutos

Este exercício é bem parecido com o teste de prioridade do cuidador, mas não idêntico. Portanto, não o pule, mesmo que tiver lido o exercício da seção para os cuidadores.

Para os procrastinadores, o simples ato de começar listas de tarefas pode muitas vezes parecer impossível. É por isso que organizar suas obrigações pode ser útil. Desenhe um quadrado e divida-o em quatro seções. À esquerda dele, escreva "Importante" ao lado da linha superior e "Não importante" ao lado da linha inferior. Em seguida, escreva "Urgente" acima da coluna da esquerda e "Não urgente" acima da coluna da direita.

Urgente
Não urgente
Importante
Não importante

Insira os itens da sua lista, classificando-os de acordo com sua importância e urgência. Isso torna mais fácil ver quais tarefas você precisa priorizar e quais pode deixar para lá por enquanto — ou talvez até esquecer completamente. Em seguida, escolha uma das tarefas da seção "Importante e Urgente" e comece a executá-la.

Não se esqueça de riscá-la quando terminar. É particularmente importante que os procrastinadores tenham oportunidade de riscar as tarefas concluídas. Poucas coisas parecem mais gratificantes. Isso também vai alimentar seu cérebro com uma prova visual de que você está fazendo as coisas, o que vai ajudar a tornar um pouco mais fácil continuar assim e executar o próximo item.

Comece a praticar exercícios físicos: trinta a cinquenta minutos

Movimentar-se faz o corpo liberar endorfinas, os nossos antidepressivos naturais. Depois, você vai se sentir bem consigo e mais alerta, pois terá oxigenado seu sangue. Exercitar-se fortalece o corpo e nos dá mais energia. No entanto, muitos procrastinadores tendem a deixar as atividades físicas para mais tarde. Se você for um deles, fique à vontade para usar o seguinte truque:

Marque um encontro com um amigo, que vai esperar você para correr. Você não precisa treinar para um triatlo do Ironman ou uma maratona, mas sempre pode fazer uma caminhada de meia hora. Se puder gastar um pouco com o treinamento, marque uma sessão com um personal trainer. E lembre-se de que deixar um profissional esperando é um desperdício de dinheiro, e ninguém gosta disso.

RECARGAS G PARA PROCRASTINADORES

Ignore seu corpo!

Um jeito para os procrastinadores se tornarem mais ativos é ignorar o corpo. Às vezes nosso corpo nos engana. Pense em como ele pode ser convincente quando diz que precisa de doces. Isso não significa que se empanturrar de açúcar seja uma boa ideia. O mesmo vale para quando você passa o dia inteiro em reuniões e chega em casa exausto. Em momentos como esse, seu corpo costuma dizer: "Ponha uma pizza congelada no forno, ligue a TV e não saia do sofá se não for para pegar um pote de sorvete. Você merece isso."

Antigamente nosso dia de trabalho envolvia atividades físicas intensas. Naquela época precisávamos de fato de descanso total. Mas hoje a maioria de nós não vive assim. Não passamos o dia cortando árvores na floresta. Então, você precisa, na verdade, de recuperação ativa — principalmente se for um procrastinador. Prepare uma boa refeição e faça uma caminhada antes de ir para o sofá. Isso vai dar ao seu corpo uma boa dose de recarga após um longo dia.

História real

Nome: *Sofie*
Idade: *45*
Profissão: *Médica*

"O exercício físico faz as coisas parecerem menos estressantes e desgastantes."

Um trabalho gratificante, pesquisa e três filhos. Às vezes tudo isso pode sobrecarregar. Sofie percebeu que estava se transformando em uma espécie de mártir. Para se sentir melhor, começou a demandar menos de si, dizer não com mais frequência e se exercitar mais.

Trabalhar como anestesista pode exigir muito e envolver longas jornadas à noite e nos fins de semana. Se você, além disso, tiver três filhos, não vai sobrar muito tempo para a recuperação. Sofie sabe disso. Ainda assim, é mais fácil agora que ela defendeu sua tese e terminou seu projeto de pesquisa. Para gerenciar tudo, ela se esforçou muito para obter uma recuperação inteligente.

"O exercício físico faz as coisas parecerem menos estressantes e desgastantes. Sinto que isso me ajuda a lidar com minha vida cotidiana e que as coisas exigem menos de mim."

No entanto, de vez em quando tudo ainda parece um pouco demais.

"Quando recebi minha qualificação de especialista, em 2013, as coisas ficaram agitadas. Além de assumir mais responsabilidades no meu trabalho clínico, eu tinha minha pesquisa, onde estava prestes a iniciar um novo projeto. Na mesma época, me tornei diretora médica da nossa clínica. Além disso, estava encarregada de um projeto de reorganização que tinha sido muito mal recebido ao ser lançado.

E além do mais, é lógico, meus filhos eram pequenos, então eu também não conseguia relaxar muito em casa. Percebi que estava sempre pensando em meus vários projetos, mesmo quando não podia fazer nada a respeito deles. Acho que também me sentia um pouco como uma mártir."

Qual foi seu primeiro passo para quebrar esse círculo vicioso?

"Comecei a me exercitar com mais regularidade e mais frequência que antes. De alguma forma, isso me ajudou a deixar o estresse de lado e a estruturar melhor a minha vida. Também me forcei a pensar mais em termos de 'bom o suficiente'. Eu não precisava mudar tudo de uma vez só; está tudo bem em fazer uma coisa de cada vez."

Você está obtendo uma recuperação inteligente hoje em dia?

"Sim, me tornei melhor em dizer não para coisas que acho que não terei tempo. Também estou melhor em perguntar quais são as prioridades quando recebo mais tarefas do que consigo de fato gerenciar em um curto espaço de tempo."

Capítulo 8

Seu plano pessoal de três semanas

Sinta-se tão bem quanto possível

Neste ponto, você já leu tanto sobre a recarga que é impossível que se lembre de tudo. Lógico, dá para passear de novo por este livro conforme a necessidade for surgindo, mas talvez começar um estilo de vida de recuperação inteligente ainda seja um pouco assustador para você. A última coisa que queremos é que a recarga pareça um trabalho árduo. Em vez disso, ela deve ser fácil, natural e divertida.

Agora, gostaríamos de lembrar sobre a melhor forma de lidar com uma tarefa quando ela é tão grande que você nem mesmo sabe como começar: dividindo-a em partes menores e realizando-as uma de cada vez. Então, para ajudar você, demos à sua grande tarefa o formato de um cronograma prático de três semanas.

Você talvez esteja se indagando: por que três semanas?

Ótima pergunta! Na verdade, não se trata de um número mágico. Poderia ser duas semanas. Ou seis. Mas queremos nos certificar de que você terá tempo suficiente para adquirir novos hábitos antes de nos despedir. E essas coisas levam tempo. Pelo menos três semanas, para sermos mais precisos. Essa também é uma forma de ajudar você a reservar um tempo para si.

Hábitos e rotinas são importantes. A função do seu plano semanal é lhe ajudar a encontrar o próprio sistema, planejado de acordo com quem você é e o tipo de vida que deseja levar. É mais fácil automatizar um sistema do que ações individuais, e, quando obtiver sucesso, você vai ter criado para si um estilo de vida com recuperação inteligente. Quando a recarga se tornar um hábito automático, você vai estar livre para gastar sua energia e seus pensamentos com coisas mais agradáveis e interessantes.

Você pode optar por seguir o cronograma que sugerimos para o arquétipo comportamental com o qual mais se identifica. Ou pode misturar elementos de dois deles, ou dos três. Se não tiver certeza de quais são suas principais necessidades, comece experimentando algumas das técnicas, apenas para dar um pontapé inicial. Em seguida, vá adicionando mais atividades à mistura quando quiser. Não se esqueça de que estes cronogramas não pretendem substituir as técnicas de recarga que você aprendeu no Capítulo 5; em vez disso, eles têm a função de complementá-las e aprimorá-las.

Antes que se prenda a estes cronogramas de estilos de vida com recuperação inteligente, gostaríamos que você identificasse três aspectos da sua vida atual que gostaria de mudar. Isso também lhe dará uma meta objetiva para o seu plano semanal. Pode ser qualquer coisa, desde ser um ouvinte melhor ou estar mais presente no aqui e agora até melhorar sua resistência física ou ser mais criativo no trabalho. Se as respostas não forem muito óbvias para você, reflita sobre isso pelo tempo que precisar e, em seguida, anote os itens que decidir.

Isto é o que eu quero mudar agora:
1. ...
2. ...
3. ...

TRÊS SEMANAS PARA REALIZADORES

SEMANA 1

SEGUNDA-FEIRA

Planeje. Como você é um realizador, sua prioridade número um deve ser começar a liberar tempo para suas novas rotinas. Sua primeira tarefa será se sentar com uma agenda para planejar sua recuperação até o fim desta semana, certificando-se de não deixar nada de fora.

Faça uma pausa. Esta semana, tente encaixar pelo menos um intervalo por dia, durante o qual você deve sair da frente do computador para fazer algo que não seja ir a uma reunião. Comece hoje. Por exemplo, tire cinco minutos para esticar as pernas e olhar pela janela. Se alguém perguntar o que você está fazendo, minta e diga que está resolvendo um problema.

Saia para caminhar. Hoje você fará uma caminhada acelerada ao ar livre, por pelo menos 45 minutos. Pode ser de manhã, antes de ir para o trabalho, na hora do almoço ou à noite. O que importa é que você a faça. Não meça sua velocidade ou a distância percorrida durante esses 45 minutos.

TERÇA-FEIRA

Regule seu horário de trabalho. Se você faz muitas horas extras, certifique-se de reduzi-las um dia desta semana. Programe um alarme para as 5 horas da tarde (ou para a hora em que seu expediente termina) e se comprometa a ir para casa quando ele tocar. Você pode fazer o mesmo se trabalhar de casa — na verdade, isso pode até ser mais importante nesses casos! (Se você realmente não puder sair cedo hoje, sinta-se à vontade para transferir esta tarefa para outro dia da semana. Apenas se certifique de realizá-la.)

Faça uma pausa. Não se esqueça de se afastar do computador para uma pausa. Se for preciso, programe um alarme.

QUARTA-FEIRA

Saia para caminhar. Sinta-se à vontade para diminuir o ritmo se quiser, mas hoje você fará uma caminhada de uma hora de duração.

Faça uma pausa. Como você já fez nos dias anteriores: saia da frente do computador e faça ao menos uma pausa durante o dia. Programe um alarme, se necessário. Uma forma de fazer um intervalo é se concentrar nos sons do seu ambiente. Em qualquer lugar, há sempre muitos ruídos que você nem percebe. Diferentes sons de veículos, vozes, aparelhos de ar condicionado, pássaros, vento etc. Não precisa tentar descobrir o que está produzindo os diferentes sons; concentre-se apenas em ouvi-los e dê a seu cérebro hiperativo a pausa de que ele necessita.

QUINTA-FEIRA

Faça uma pausa. Não se esqueça de se afastar do computador para fazer uma pausa em algum momento do dia. Se precisar, programe um alarme. Redirecionar a atenção do seu cérebro para sensações puramente físicas pode ser uma forma de proporcionar a si essa pequena pausa que vai ajudar você a escapar de pensamentos preocupantes. Da próxima vez que se flagrar lutando com ideias conturbadas, tente "se ancorar" no seu corpo balançando de um pé para o outro.

SEXTA-FEIRA

Faça uma pausa. Não se esqueça de se afastar do computador para fazer uma pausa em algum momento do dia. Se for preciso, programe um alarme. O microtreinamento físico gera resultados máximos. Sessões breves, mas intensas, com duração inferior a três minutos, podem oferecer o mesmo benefício que duas horas de exercício de baixa intensidade. Então faça isso!

Faça um balanço das suas expectativas. Sempre que enfrentar uma situação que acaba diferente do que você imaginava, pense se aquilo que você espera do resultado ainda é realista. Suas expectativas de como as coisas deveriam ser talvez precisem de ajustes. Caso contrário, você vai ficar decepcionado quando perceber que a situação não corresponde às suas exigências irrealistas. Quando estamos lutando com uma série de desafios, o simples ato de sobreviver pode ser o suficiente para merecermos créditos extras.

SÁBADO

Saia para caminhar. Não é preciso acelerar o ritmo, mas dessa vez você vai caminhar por uma hora e quinze minutos. O ideal é fazer a caminhada enquanto o dia ainda estiver claro. Isso também vai ajudar a otimizar seu sono.

DOMINGO

Não se esqueça de todas as suas outras técnicas de recarga! Prepare uma lista de exercícios do Capítulo 5 que você fará na semana que vem, junto com os dias em que os colocará em prática:

SEMANA 2

SEGUNDA-FEIRA

Deixe para lá. Há alguma tarefa muito entediante que está pesando em sua mente e você não consegue deixar de lado porque nunca está totalmente satisfeito? É o discurso para o casamento do seu melhor amigo? Encomende um pela internet e acrescente uma emoção pessoal que expresse seus sentimentos genuínos. É o relatório daquele projeto? Tente simplesmente entregá-lo. Peça a seu chefe ou a alguém em quem você confie para ler o relatório e lhe contar suas impressões.

Saia para caminhar. Faça uma caminhada em ritmo acelerado — não tem problema se você ficar um pouco ofegante — por 45 minutos.

Faça uma pausa. Não se esqueça de se afastar do computador para fazer uma pausa em algum momento do dia. Você pode se abastecer de oxigênio, por exemplo. Comece expulsando todo o ar dos pulmões. Quanto mais conseguir esvaziá-los, mais espaço você terá para o ar novo. Quando sentir que não há mais ar para expulsar, relaxe. O oxigênio vai entrar em seus pulmões sem que você precise agir. Note que eles se enchem muito melhor do que quando você tenta inspirar "de propósito".

TERÇA-FEIRA

Faça uma pausa. Não se esqueça de sair do computador para fazer uma pausa em algum momento do dia. Não termine o que está fazendo; simplesmente se levante e vá tomar uma xícara de café ou chá.

A magia do toque. Marque uma massagem leve em um spa ou peça a seu parceiro romântico ou a um amigo para lhe massagear. Você não precisa necessariamente de um massagista profissional; qualquer tipo de toque vai diminuir os níveis de hormônio do estresse no seu corpo, o que o ajudará a se recuperar.

QUARTA-FEIRA

Faça uma pausa. Não se esqueça de se afastar do computador para fazer uma pausa em algum momento do dia. Você pode, por exemplo, meditar por um instante. Faça o seguinte: sente-se, respire e comece a focar um único ponto. Concentre-se, libere seu foco, levite no espaço, observe e aceite os pensamentos que reaparecem; em seguida, volte a se concentrar. Repita.

Saia para caminhar. Faça uma caminhada em ritmo acelerado — não tem problema se você ficar um pouco ofegante — por 45 minutos.

Regule seu horário de trabalho. Se você faz muitas horas extras, treine ir para casa na hora certa em dois dias desta semana. Programe um alarme para as 5 horas da tarde (ou para a hora em que seu expediente termina) e vá para casa quando ele tocar.

QUINTA-FEIRA

Faça uma pausa. Afaste-se do computador e faça um intervalo de novo hoje. Levante-se e gire os ombros, algumas rotações em cada direção.

Enfrente sua insegurança. Em vez de pensar "Se as coisas não saírem como planejei, isso vai estragar meu dia", pense "É mais importante que eu tenha a oportunidade de treinar como permanecer flexível e lidar com a situação quando as coisas não saem como o planejado".

SEXTA-FEIRA

Saia para caminhar. Faça uma caminhada em ritmo acelerado — não tem problema se você ficar um pouco ofegante — por 45 minutos.

Regule seu horário de trabalho. Vá para casa na hora certa. Defina um horário em que seu dia de trabalho vai terminar e programe um alarme. Certifique-se de ir para casa quando ele tocar.

SÁBADO

Assista a um filme. Deite-se no sofá e veja um filme inteiro, de preferência com sua família ou um amigo. Deixe o telefone em outro cômodo, para que você não possa responder a e-mails de trabalho ou mensagens de texto durante o filme.

Saia para caminhar. Caminhe em um ritmo razoavelmente acelerado por uma hora e quinze minutos. O ideal é que você faça sua caminhada enquanto o dia ainda estiver claro. Isso ajudará a otimizar seu sono.

DOMINGO

Anote os exercícios do Capítulo 5 que você fará na semana que vem e os dias em que os colocará em prática:

SEMANA 3

SEGUNDA-FEIRA

Saia para caminhar. Faça uma caminhada em ritmo acelerado — não tem problema se você ficar um pouco ofegante — por 45 minutos.

Faça uma pausa. Não se esqueça de se afastar do computador para fazer uma pausa em algum momento do dia. Baixe um aplicativo de *mindfulness* ou programe um alarme no telefone e pare para simplesmente respirar por um momento.

Regule seu horário de trabalho. Treine não fazer horas extras esta semana.

TERÇA-FEIRA

Faça uma pausa. Afaste-se do computador para uma pausa hoje também. Ponha seus fones e ouça uma música. Se não estiver em um local inadequado para isso, sinta-se à vontade para cantar junto.

QUARTA-FEIRA

Faça uma pausa. Faça uma pequena pausa no trabalho hoje também. Quem sabe talvez seja a hora de praticar três minutos de exercícios físicos perto da sua mesa?

Uma tarefa de cada vez. Escolha uma só coisa e se concentre totalmente em fazê-la, sem deixar que seu foco se desvie. Dedicar-se a uma tarefa de cada vez vai fazer você se sentir mais calmo, lhe dar mais controle e melhorar a qualidade do que você estiver fazendo.

QUINTA-FEIRA

Faça uma pausa. Por exemplo, vá olhar sua caixa de correio em algum momento do dia, mesmo que saiba que não recebeu nenhuma carta.

Saia para caminhar ou pratique exercícios leves. Faça uma caminhada em ritmo acelerado — não tem problema se você ficar um pouco ofegante — por 45 minutos. Sim, nós sabemos, caminhar pode ser chato. Apostamos que você preferiria fazer algo que realmente aumentasse sua frequência cardíaca. Mas tente praticar algum exercício leve: faça yoga, use o elíptico na academia ou dê um passeio longo e vagaroso de bicicleta.

SEXTA-FEIRA

Simplesmente exista. Baixe um aplicativo de *mindfulness* e use-o com regularidade, ou programe um alarme no celular para se lembrar da hora de parar e apenas respirar por um momento. Você também pode fazer o exercício de respiração sobre o qual leu na página 117. Assim, você vai se concentrar em ser e não em fazer.

SÁBADO

Saia para caminhar. Faça uma caminhada em ritmo acelerado por uma hora e quinze minutos. O ideal é que você caminhe enquanto o dia ainda estiver claro. Isso também vai ajudar a otimizar seu ritmo de sono.

Convide alguém para sua casa sem arrumá-la. Sim, estamos falando sério. Você *pode* convidar alguns amigos para jantar sem precisar limpar cada cantinho da casa, afofar as almofadas do sofá e pôr flores frescas em um vaso. Porque, honestamente, você já não limpou a casa inteira há alguns dias? Já está de bom tamanho. É provável que seus convidados achem reconfortante e relaxante descobrir que, assim como eles, você deixa sapatos na entrada.

DOMINGO

Bom trabalho! Viva! Você é incrível! Agora, pode simplesmente manter suas novas rotinas e incluir a recuperação no seu cotidiano sem seguir um cronograma específico. Aproveite as mudanças que realizou. A esta altura, você já deve ter notado quais técnicas de recarga tiveram os melhores resultados. Continue a usá-las. Analise as que não funcionaram tão bem e determine se precisa tentar alguns outros exercícios e melhorar suas estratégias de recuperação.

Você se lembra daqueles três itens que decidiu serem os mais importantes para mudar três semanas atrás? Chegou a hora de descobrir se houve algum progresso rumo a esses objetivos — ou se, na verdade, você já os alcançou. Se for esse o caso, parabéns! É provável que você tenha atingido níveis máximos de recarga. Continue assim!

Fez menos progresso do que esperava? Nesse caso, pergunte a si o que precisa para voltar aos trilhos. Dê uma olhada nas dicas e ferramentas deste livro para ver o que pode ajudar você. Talvez precise repensar sua abordagem e tentar alguns exercícios novos?

Além disso, agora que já passou algum tempo com atividades que lhe beneficiaram, apesar de não serem conquistas, você deve se lembrar das coisas que o fizeram se sentir particularmente bem escrevendo-as aqui:

TRÊS SEMANAS PARA CUIDADORES

SEMANA 1

SEGUNDA-FEIRA

Libere tempo para suas atividades. Marque uma atividade para hoje — algo que você quer fazer para si. Faça de tudo para não desistir dela se a sua vizinha lhe pedir uma ajuda para trocar os pneus. O ideal é que você planeje suas atividades de forma que seja um pouco difícil cancelá-las. Por exemplo, agende um treino em que precise cancelar sua reserva três horas antes do início da aula, de preferência com um login que exija que você se lembre de uma senha. Ou compre ingressos para um show que só podem ser reembolsados no próprio local. Ou então prometa a um amigo que vai estar lá, para ter certeza de que alguém vai ficar decepcionado se você não aparecer. Isso vai lhe dar mais dificuldade para escapar da atividade e mais facilidade para ignorar o vizinho.

TERÇA-FEIRA

Teste suas prioridades. Hoje é o dia de preencher aquela tabela sobre a qual escrevemos nas páginas 90 e 91, para garantir que você não esteja se estressando com deveres que nem lhe pertencem, para começo de conversa. Devolva — ou defina — uma nova ordem de prioridade para quaisquer tarefas que não sejam de sua responsabilidade.

QUARTA-FEIRA

Encontre-se com amigos. Saia com alguns amigos e peça ao(à) seu/sua parceiro(a)/pai ou mãe/amigo(a) para pegar as crianças. Não precisa ficar fora até tarde, mas fazer alguma coisa para si vai ser benéfico para você.

QUINTA-FEIRA

O silêncio é um bom sinal. Lembre-se do seu novo princípio: de agora em diante, você vai presumir que as outras pessoas estão ótimas, a não ser que tenha evidências concretas do contrário. Quando sentir que está querendo se certificar de que os outros estejam seguros e bem, faça um esforço para não tentar controlar a situação e as outras pessoas envolvidas nela.

SEXTA-FEIRA

Atreva-se a pensar que está fazendo o suficiente para os outros. Quando achar que está negligenciando alguém, não presuma que essa sensação esteja correta. Pergunte diretamente à pessoa se ela sente que você não dá atenção suficiente a ela. Avalie também se, na verdade, não é essa pessoa que tem o costume de fazer exigências irracionais ou de não se responsabilizar o bastante pelas coisas. Se for esse o caso, lembre-se de que não é função sua consertar isso.

SÁBADO

Um passo de cada vez. Quando estiver decidindo entre diferentes atividades, você deve se perguntar em benefício de quem as faria. Há algo que poderia beneficiar tanto você como a sua família? Se houver, ótimo — vá em frente! Ou existem coisas que você faz mesmo que não queira ou sinta que precisa? Nesse caso, reflita um pouco mais — e elimine tarefas desse tipo.

Libere tempo para suas atividades. Está na hora de se exercitar um pouco ou praticar alguma atividade física de novo hoje. Escolha algo de que você goste e lhe dê energia.

DOMINGO

Anote os exercícios do Capítulo 5 que você fará na semana que vem, junto com as datas em que os executará:

SEMANA 2

SEGUNDA-FEIRA

Treine dizer NÃO na frente do espelho. Se parecer difícil, você não precisa usar a palavra. Existem formas diplomáticas de recusar pedidos e fazer as coisas do seu jeito sem falar literalmente não. Tente dizer: "Eu posso fazer isso por você, mas precisaria de mais tempo."

Se não puder decidir se quer dizer sim ou não, pode pedir para dar um retorno posterior à pessoa que fez o pedido. Não precisa dar uma resposta imediata. No entanto, às vezes, você precisa dizer a elas um "não" inconfundível. Comece treinando diferentes frases de recusa na frente de um espelho. Aqui estão alguns exemplos que você pode tentar: "Desculpe, estou com a agenda lotada agora, então vou precisar recusar", "Não, infelizmente não vou conseguir ajudá-la desta vez", ou "Não, isso não é minha responsabilidade". Hoje você pratica na frente do espelho. Amanhã será dia de começar a dizer não na vida real — quando você precisar.

TERÇA-FEIRA

Libere tempo para suas atividades. Certifique-se de se exercitar ou praticar alguma atividade física que lhe dê energia hoje também.

Diga não na vida real. Agora está na hora de estabelecer limites quando as pessoas tentarem lhe delegar tarefas que não são de fato suas. Como você já sabe, não precisa usar a palavra "não" — você pode dar a seguinte resposta, por exemplo: "Estou com muitas coisas para fazer neste momento. Se quiser que eu faça isso também, você vai precisar me ajudar a priorizar minhas tarefas. O que acha que eu deveria deixar de lado para liberar tempo a fim de fazer isso que está me pedindo agora?"

QUARTA-FEIRA

Liste sua vida. Escreva uma lista de tudo o que você faz para seus amigos, seus filhos, seu parceiro, sua família e seus colegas de trabalho. Em seguida, faça outra lista com tudo o que você faz para cuidar de si. Qual é a mais longa? Se for a de coisas que você faz pelos outros, saiba que não precisa assumir mais responsabilidades; você já é um pouco mais altruísta do que deveria.

QUINTA-FEIRA

Autoanálise. Para obter uma boa recuperação mental como cuidador, você precisa se esforçar especialmente para se manter fiel a si. Portanto, hoje você deve parar em algum momento antes do almoço, e uma vez durante a tarde, para respirar fundo e se perguntar: "Por que estou fazendo isso?" Não há respostas certas ou erradas; a ideia é simplesmente treinar o reconhecimento das próprias emoções.

SEXTA-FEIRA

Encontre forças. Alguns cuidadores tendem a sentir um pouco de pena de si. Nunca têm tempo para as coisas que querem fazer, porque todo mundo está sempre exigindo coisas deles. Hoje você vai encontrar forças para se mover na direção que deseja com mais frequência, mudando o foco da autopiedade para todos os elementos significativos da sua vida. Como são seus relacionamentos? Há alguém em particular com quem você se importa, ou que se importa com você? O que promove bem-estar na sua vida? Você está envolvido em algo que considera especialmente importante? Tudo isso pode lhe dar um senso de significado e pertencimento. Encontrar forças é ver a vida como ela é e apreciar o que de fato importa. Por exemplo: sua família, sua saúde, seus interesses e seus amigos — mas lembre-se: o ponto aqui não é que você tenha de atender a todas as necessidades deles!

SÁBADO

Libere tempo para atividades. Hoje é dia de se exercitar ou praticar alguma atividade física. Escolha algo de que você goste e ao mesmo tempo lhe dê energia.

DOMINGO

Anote os exercícios do Capítulo 5 que você fará na semana que vem, além dos que já estão incluídos no plano:

SEMANA 3

SEGUNDA-FEIRA

Dê crédito a si. Você escorregou e assumiu responsabilidades demais de novo? Sem problemas. O cérebro é plástico, e você pode reaprender as coisas. No entanto, desenvolver um novo comportamento leva tempo. Hoje queremos apenas que você se dê crédito por seguir em frente, apesar das dificuldades. Ser uma fonte de apoio para os outros é uma coisa boa. Lembre-se: "Tudo o que vai volta." Só não se esqueça de se dedicar *a si* também.

TERÇA-FEIRA

Dedique um tempo para fazer algo divertido sozinho. Esta semana você vai ao cinema ou ao teatro. Ou assistir a um filme inteiro em casa —

sem que ninguém o perturbe. O importante é que você enriqueça sua vida com algo que tem muita vontade de fazer.

QUARTA-FEIRA

Lide com a culpa. Na semana passada você começou a dizer não às pessoas que lhe pediram para assumir as responsabilidades delas. Mas agora talvez esteja se sentindo culpado e insuficiente por causa disso. Aproveite esta oportunidade para explorar essa emoção. Pergunte a si se ela é justificável ou não. Se concluir que sua culpa não tem fundamento, você não deve agir. Deixe que ela fique lá; aceite seus sentimentos atuais, mas não permita que eles o controlem. Pratique examinar essa emoção toda vez que ela aparecer.

QUINTA-FEIRA

Libere tempo para suas atividades. Hoje é dia de se exercitar um pouco ou praticar alguma atividade física. Escolha algo de que você goste e ao mesmo tempo lhe dê energia.

SEXTA-FEIRA

Dê a si um impulso musical. Hoje você vai ouvir música quando estiver voltando do trabalho, da faculdade ou do colégio para casa — supondo que não costume fazer isso. Ignore telefonemas ou audiolivros. Hoje você vai ouvir apenas suas músicas preferidas até chegar em casa.

SÁBADO

Libere tempo para suas atividades. Hoje é dia de se exercitar um pouco ou praticar alguma atividade física. Escolha algo de que você goste e ao mesmo tempo lhe dê energia.

DOMINGO

Bom trabalho! Siga praticando o que vem fazendo e aproveite sua força recém-descoberta. A esta altura você já deve ter percebido quais técnicas de recarga deram os melhores resultados. Continue a usá-las. Analise as que não funcionaram tão bem — talvez você deva tentar outras coisas?

Você se lembra daqueles três elementos que decidiu serem os mais importantes para mudar três semanas atrás? Passado esse tempo, está na hora de verificar como progrediu em relação a eles — e se já atingiu algum dos objetivos. Em caso positivo, parabéns! É provável que você lide com a recuperação de forma muito mais inteligente agora. Continue assim!

Nada aconteceu até agora? Nesse caso, pergunte-se o que é necessário para começar a mudança. Dê uma olhada nas dicas e ferramentas deste livro para ver quais podem ser mais úteis para você. Talvez precise pensar o oposto do que está pensando.

Agora que você investiu em um tempo para si, o que foi particularmente generoso e, portanto, lhe fez muito bem, lembre-se das atividades que fez anotando-as aqui:

TRÊS SEMANAS PARA PROCRASTINADORES

SEMANA 1

SEGUNDA-FEIRA

Comece a se exercitar. Hoje você vai vestir sua roupa de ginástica e correr por 12 minutos. Fica por sua conta definir o ritmo. O importante é simplesmente fazer.

Liste tarefas factíveis e execute a primeira. Faça uma lista com cinco pequenas coisas que pretende realizar esta semana. Elas devem ser do tipo que você sabe que dá conta, como marcar uma reunião para iniciar um novo projeto, pendurar aquele quadro que está entulhando a sala ou resumir suas anotações da última reunião de departamento. Você também deve escrever em que dia vai executar cada tarefa. De agora em diante, adicione um novo item à lista todo dia — e risque o primeiro, fazendo-o imediatamente.

TERÇA-FEIRA

Alcance um objetivo. Execute a segunda tarefa da sua lista, risque-a e acrescente uma nova. Se não conseguir encarar fazer qualquer coisa da lista, lembre-se de que adicionar novos itens também conta como tarefa.

QUARTA-FEIRA

Alcance um objetivo. Execute a terceira pequena tarefa da sua lista, risque-a e acrescente ao menos uma nova. Fique à vontade para adicionar uma tarefa um pouco mais ambiciosa. Se na segunda-feira você incluiu "Dobrar a roupa", hoje pode acrescentar "Telefonar para a oficina mecânica e marcar um horário".

QUINTA-FEIRA

Alcance um ou mais objetivos. Talvez você já tenha começado a executar mais de um item da lista a cada dia. Se não for o caso, comece a fazer isso agora. Execute, no mínimo, duas tarefas da lista. Se quiser, pode fazer ainda mais, agora que sabe que é você quem estabelece o ritmo. Lembre-se apenas de acrescentar novas tarefas suficientes para que a lista dure a semana toda.

SEXTA-FEIRA

Alcance o restante de seus objetivos. Elimine os itens restantes na sua lista — se houver algum, é lógico. Recomendamos que você tente continuar a utilizá-la como uma ferramenta para conseguir concluir suas tarefas.

SÁBADO

Continue se exercitando. Faça uma corrida de vinte minutos ou um passeio de bicicleta de quarenta. Não sinta que precisa fazer qualquer coisa além de concluir esta tarefa. Você define o ritmo.

DOMINGO

Anote os exercícios do Capítulo 5 que fará na semana que vem e os dias em que os executará:

SEMANA 2

SEGUNDA-FEIRA

Faça um detox de serviços de streaming (Netflix, HBO, Amazon Prime etc.). Esta semana você não pode assistir a um único programa de TV ou filme. Em vez disso, deve ler um livro, preparar uma boa refeição, telefonar para um amigo, sentar-se ao piano, deitar-se em um cobertor no parque ou fazer mais corridas. Você só está proibido de se sentar no sofá para assistir a algo no tablet, celular, computador ou na TV (e o YouTube conta, então nem pense em entrar lá!). A partir da semana que vem você pode flexibilizar essa proibição absoluta, mas recomendamos que continue prestando atenção no seu tempo de tela.

Descubra o que quer fazer. Assim como ocorre com os cuidadores, pode ser bom para os procrastinadores separar um tempo para hobbies, embora isso tenha motivos diferentes. Como um procrastinador, para sair da cama você também precisa ser tentado com algo que pareça ainda melhor que ficar lá. Algo que seja tão empolgante que você não possa deixar de se levantar para fazê-lo, mesmo que se sinta inseguro e com medo. Cante em um coral, passe a fazer cerâmica ou comece a competir nos dardos. Pratique boxe ou pinte miniaturas de RPG. Não importa o que faça, desde que seja algo de que realmente goste. Hoje você vai escolher um hobby e descobrir onde pode praticá-lo.

TERÇA-FEIRA

Continue se exercitando. Faça uma corrida de vinte minutos ou um passeio de bicicleta de quarenta. Você define o ritmo.

Organize suas obrigações. Desenhe um quadrado e divida-o em quatro seções, como explicamos na página 183. Anote as coisas que sente que precisa fazer, mas que pareciam grandes demais para incluir na lista da semana passada. Escolha uma das tarefas no espaço "Importante e Urgente" e comece a executá-la. Não se esqueça de riscá-la quando terminar.

QUARTA-FEIRA

Quebre o círculo vicioso. Quando se sentir inseguro pensando se seu planejamento ou seus preparativos estão bons o bastante, você deve quebrar esse padrão de pensamento destrutivo e pensar o seguinte: "Posso limitar meu planejamento a um nível razoável e seguir em frente e fazer alguma coisa, mesmo não tendo certeza quanto ao resultado. Afinal, só posso esperar *influenciar*, nunca *controlar*, o desfecho exato. Estou confiante de que tudo vai ficar bem, desde que eu faça *alguma coisa.*"

Inscreva-se. Lembra-se daquele hobby — ou daquela aula — que você encontrou na segunda-feira? Hoje é dia de se inscrever nele (a)

QUINTA-FEIRA

Continue se exercitando. Faça uma corrida de vinte minutos ou um passeio de bicicleta de quarenta. Você define o ritmo.

SEXTA-FEIRA

Treine sua curiosidade. Hoje você vai examinar mais de perto as coisas pelas quais passa. Faça a si algumas perguntas sobre o que vê, de modo a despertar sua curiosidade e descobrir a que respostas isso vai te levar. Dê uma olhada nos itens que as pessoas na sua frente na fila do caixa do supermercado estão comprando e tente imaginar a vida que levam. Será que elas têm convidados para o jantar de hoje?

SÁBADO

Continue se exercitando. Faça uma corrida de vinte minutos ou um passeio de bicicleta de quarenta. Você define o ritmo.

DOMINGO

Anote os exercícios do Capítulo 5 que fará na semana que vem e os dias em que os executará:

SEMANA 3

SEGUNDA-FEIRA

A moderação é o melhor caminho. Agora você pode começar a assistir à TV e ao YouTube de novo. Mas programe um alarme e decida com antecedência quanto tempo pode dedicar a isso. Uma hora e meia é o máximo. Quando o alarme tocar, é hora de fazer outra coisa.

Faça algo Importante e Urgente. Inicie outra tarefa da seção "Importante e Urgente" da grade que você fez na semana passada.

TERÇA-FEIRA

Continue se exercitando. Faça uma corrida de meia hora ou um passeio de bicicleta de uma hora. Fique à vontade para aumentar o ritmo se quiser — mas lembre-se de que dessa vez a atividade será mais longa. Se não conhecer um bom lugar para andar de bicicleta por uma hora, descubra se há bicicletas ergométricas em alguma academia próxima.

QUARTA-FEIRA

A moderação é o melhor caminho. Continue programando um alarme quando se sentar no sofá para assistir à TV e decida com antecedência por quanto tempo pode fazê-lo. Uma hora e meia é o máximo. Quando o alarme tocar, é hora de fazer outra coisa.

QUINTA-FEIRA

Continue se exercitando. Faça uma corrida de meia hora ou um passeio de bicicleta de uma hora. Se algum outro exercício parecer mais tentador, vá em frente. O importante é se exercitar e não praticar alguma atividade física específica.

SEXTA-FEIRA

Programe atividades agradáveis. Basicamente, qualquer coisa que o motive a sair do sofá serve. Existe alguma coisa que você acha muito divertido, mas por qualquer motivo nunca faz? Talvez você tenha vontade de ir a um show? É provável que isso exija algum planejamento. Comece a planejar hoje, com a intenção de executar a atividade o mais rápido possível. Marque um encontro com um amigo, pense em algo para fazer com seu parceiro romântico que você normalmente não faz ou se inscreva em aulas de dança. Vale qualquer coisa que pareça divertida o bastante para você ficar ansioso por ela.

SÁBADO

Passe um tempo na natureza. Você mora perto de uma floresta, de um lago, do mar ou talvez de um belo parque? Visite-o e dê um passeio para admirar a paisagem.

DOMINGO

Bom trabalho! Parabéns! Se você tiver seguido o programa, é provável que se sinta com mais energia que há algumas semanas. Continue assim! Se ainda não tiver começado a fazer algum dos outros exercícios deste livro, este é o momento de dar mais uma olhada para ver se um deles parece se encaixar na sua nova vida. Agora que você está mais ativo, talvez seja preciso acrescentar mais exercícios de recarga. A esta altura você já deve ter percebido quais técnicas de recarga tiveram os melhores resultados. Continue a usá-las. Analise as que não funcionaram tão bem para o seu caso; talvez você tenha de tentar executá-las de um jeito diferente.

Lembra-se daqueles três itens que você decidiu serem os mais importantes para mudar há três semanas? Agora você pode ver se fez algum progresso em relação a eles — ou se já os alcançou. Se for esse o caso: Viva! Você já se tornou comprovadamente mais esperto em relação à sua recuperação. Continue assim!

Está achando o processo difícil? Nesse caso, pergunte a si o que é necessário para torná-lo mais fácil. Navegue por nossas dicas e ferramentas para ver se há algo que talvez o ajude a progredir. Pode ser que você precise pensar o contrário do que está pensando.

E, ei, aqui está um espaço para você anotar as coisas que fez enquanto tomava a iniciativa e se divertia ou coisas importantes para fazer em vez de ficar esparramado no sofá (talvez até se presentear com uma agradável surpresa no caminho!):

Capítulo 9

Conclusão

Sua habilidade de sobrevivência mais importante não é mais a capacidade de correr rápido ou de ter força nos punhos. Esses atributos não ajudam em nada quando você está pagando contas, falando com um chefe rabugento, discutindo com seus filhos ou lidando com sua consciência sempre culpada. Hoje em dia é mais importante ser capaz de entender as intenções dos outros, enfrentar contratempos e inseguranças, resolver problemas lógicos e lidar com a tensão mental.

Independentemente do seu estilo de vida, o mundo a seu redor espera que você processe e armazene quantidades enormes de informação em pouquíssimo tempo e ajuste suas prioridades com rapidez. Toda manhã você acorda sabendo que o mundo pode estar muito diferente do que era na véspera.

Além disso, você quer muito mais da vida que simplesmente ser capaz de lidar com as exigências que o mundo lhe impõe. Você leu este livro porque quer aproveitar a vida ao máximo, sem cortar as coisas de que gosta, mesmo que tenha começado a sentir que está sentindo vergonha sob tanta pressão. O único jeito de enfrentar as demandas modernas e, ao mesmo tempo, atingir os objetivos que estabelecemos para nós é ter mais consciência quanto à recuperação. Saber de que tipo de recarga você precisa para manter tudo no prumo se tornou mais importante que nunca.

A pressão e o estresse, como já dissemos, não são necessariamente ruins. Eles podem motivar e ajudar você a crescer como ser humano, mas só se mantiver suas baterias carregadas, para ter força quando for enfrentar os desafios. Caso contrário, a pressão vai se acumular — até que você não consiga mais suportá-la.

A maioria das pessoas elabora as próprias estratégias para lidar com as diversas dificuldades que enfrenta. Infelizmente, porém, muitas vezes recorremos a variedades rápidas e passivas de recuperação, como orgias instantâneas de mídias sociais ou grandes sacos de doces com os quais nos entupimos assistindo a temporadas inteiras de *Keeping Up with the Kardashians*. Essas coisas podem parecer convidativas na hora — *alguém* deve ter postado algo divertido no Instagram e, afinal, os doces são deliciosos. Contudo, não podemos recomendar esses métodos como formas de recarga. Caso se baseie exclusivamente nesse tipo de recuperação "falsa", você vai acabar abandonando seus objetivos de vida e cedendo em relação a seus valores importantes em troca de um alívio momentâneo. Às vezes isso melhora a situação, mas na maioria dos casos, não.

Nossa intenção com este livro foi ajudar você a encontrar estratégias que realmente o *beneficiem*, apresentando nosso conceito de recarga — uma recuperação física e mental eficiente que fortalece sua ambição e sua personalidade. Além disso, queríamos fornecer ferramentas que você pudesse usar sempre que tiver alguns minutos — ou segundos — sobrando.

A psicóloga Sonya Friedman afirma que só podemos controlar três coisas na vida: o que pensamos, o que dizemos e como nos comportamos.

No entanto, a verdade é que, no que diz respeito à recuperação, só precisamos nos preocupar com nosso comportamento. Quando tentamos atingir mudanças, tudo que importa é o que fazemos. Você pode anunciar quanto quiser sua intenção de mudar de estilo de vida; se não agir, nada vai acontecer. Por mais que esteja sem motivação para ir à academia, se você for assim mesmo, forçando seu corpo a colocar um pé na frente do outro — não importa quão chato pareça no começo —, você terá vencido! Portanto, sugerimos que adote a seguinte regra se quiser fazer mudanças duradouras na sua vida:

> *Não importa quais sejam seus sentimentos, faça o que sua razão lhe disser que o aproximará de seu objetivo. Evite fazer o contrário disso.*

No entanto, mesmo quando sabemos do que precisamos para melhorar nossa vida, pode ser preciso algum esforço para dar o pontapé inicial. Na verdade, essa pode ser a parte mais difícil de todas. Dizemos a nós que não temos a energia ou o tempo necessário. Talvez esses medos até sejam baseados em fatos, mas isso não os torna obstáculos intransponíveis. Mais uma vez: tudo o que importa é o que você *faz*. Você pode estar exausto e ter vontade de esperar uma semana para fazer qualquer esforço. Mas são apenas pensamentos. Reconheça-os e, então, comece a agir de qualquer forma.

Agora.

Porque é muito provável que você esteja gastando mais energia para cuidar do carro, das plantas, dos amigos e do trabalho do que para cuidar de si. Você só precisa redirecionar essa energia. A ironia é que os momentos em que você mais precisa de recarga são justamente aqueles em que se sente sobrecarregado demais por todas as suas obrigações de encontrar algum tempo para se recuperar.

Quando escrevemos este livro, não queríamos apenas dar dicas práticas e rápidas; queríamos fazer você refletir sobre — e talvez até reconsiderar — alguns dos seus padrões de pensamento, as formas como passa seu tempo de lazer, suas rotinas e seus relacionamentos com os outros. Ver o quadro geral e assumir o controle da sua vida vai render recompensas que superam — e muito — o esforço. Quando vivemos cheios de energia, temos mais facilidade para nos concentrar nas coisas divertidas.

Lembre-se de que nenhum dos seus objetivos vale a pena se você estiver cansado demais para aproveitá-los.

Nossa intenção em ensinar você a usar a recarga é lhe dar a capacidade de se concentrar naquilo que mais importa — e se sentir bem fazendo essas coisas! Isso também vai beneficiar as pessoas a seu redor.

Tempo é um assunto que abordamos várias vezes neste livro. Há um bom motivo para isso. O tempo que você tem agora, neste exato momento, é o máximo que terá. Para sempre. E, se você não separar parte dele para si, alguém vai tentar tomá-lo. Na verdade, existem pessoas que tentam roubar seu tempo todo dia. Diante disso, pisar no acelerador é uma reação bastante razoável. O problema é que, quando dirigimos a toda a velocidade, é fácil ignorar todas as experiências valiosas nas margens da estrada. Ao aplicar a metodologia de recarga, no entanto, você vai tirar o pé do acelerador com frequência suficiente para apreciar todas as maravilhas de uma quarta-feira comum.

Também é bom ter em mente que a recarga funciona da mesma forma que tudo na vida. Às vezes você é o melhor do mundo na recuperação, movendo-se com facilidade pela vida, imbatível e cheio de energia.

Outras vezes você olha com inveja para cavalos galopantes, desejando poder relaxar e viver tão tranquilamente quanto eles. E nenhuma quantidade de recuperação parece suficiente. Tudo bem. Ninguém vai julgar você se não tiver sucesso sempre.

Como dissemos no início deste livro, o equilíbrio é um mito. Você vai andar na corda bamba a vida inteira. Um lapso momentâneo de falta de recuperação é apenas isto: um breve período, e não uma vida insalubre inteira. Você sempre pode escolher o que vai acontecer a seguir.

Oren Lavie expressa isso bem no livro *The Bear Who Wasn't There* [O urso que não estava lá, em tradução livre]. O urso, que está andando pela floresta em busca de si mesmo, encontra uma tartaruga:

— Para onde você está indo? — perguntou a Tartaruga.

— Acho que estou indo para a *Frente* — disse o Urso.

A Tartaruga assentiu.

— Sim, eu sei onde é. É muito popular. Parece que todo mundo está indo para lá hoje em dia.

— É mesmo? — disse o Urso, animado. — É longe?

— Às vezes é. — A Tartaruga deu de ombros. — Às vezes não.

[...]

E, assim, os dois começaram a avançar. Muito devagar.

[...]

Depois de algum tempo, o Urso perguntou:

— Estamos perdidos?

— Sim, estamos — respondeu a Tartaruga. — Faz parte do caminho para a Frente.
— Entendi — disse o Urso.

Ao usar a recarga, você acaba em lugares onde não pretendia ir originalmente. E isso é bom. A vida é isso. Agora você tem as ferramentas para enxergar as possibilidades que esses lugares têm a oferecer, em vez de ficar com ansiedade pelo fato de que nem tudo saiu como o planejado. Essa percepção pode dar a você a melhor recarga possível.

Nosso estoque de coisas para dizer se esgotou agora. Daqui a algumas linhas vamos deixar você por conta própria — e esperamos sinceramente que comece a usar as técnicas deste livro na primeira oportunidade que tiver. O ideal é que, se ainda não tiver dado o pontapé inicial, você comece hoje. A única pessoa capaz de decidir quão divertida vai ser sua vida é você. E, quando nossos níveis de energia estão bons, a vida pode ser cheia de diversão!

Nos vemos por aí!

Catharina e Henrik

BIBLIOGRAFIA

Abdollahi, A. e Carlbring, P., 2017, "Coping Style as a Moderator of Perfectionism and Suicidal Ideation Among Undergraduate Students", *Journal of Rational-Emotive & Cognitive-Behavior Therapy* 35(3): 223-239.

April, K., Dharani, B. e Peters, K., 2012, "Impact of Locus of Control Expectancy on Level of Well-Being", *Review of European Studies* 4(2): 124-137.

Barlow, D., Allen, L. e Choate, M., 2004, "Toward a Unified Treatment for Emotional Disorders", *Behavioral Therapy* 35(2): 205-230.

Bengtsson, A., 1999, *Ett liv utan stress: både i arbetet och privat*, www.anki.net, Frufällan.

Bentley, J., 2016, *The 5 Divisions of Stress Recovery*, autopublicado.

Boren, U., 2016, *Pausa: en handbok om återhämtning*, autopublicado.

Brask, P., 2017, *Vem bestämmer över din tid? Konsten att frigöra tid och energi*, Lava förlag, Estocolmo.

Carlsson, E., 2016, *The Importance of Psychological and Physical Stressors on Diabetes-Related Immunity in a Young Population — An Interdisciplinary Approach*, Universidade Jönköping, Escola de Saúde e Bem-Estar.

Cedernaes, J. et al., 2018, "Acute Sleep Loss Results in Tissue-Specific Alterations in Genome-Wide DNA Methylation State and Metabolic Fuel Utilization in Humans", *Science Advances* 4(8), Universidade de Uppsala, Uppsala.

Christakis, N. e Fowler, J., 2009, *O poder das conexões: A importância do networking e como ele molda nossas vidas*, Elsevier, Rio de Janeiro.

Child, S. e Lawton, L., 2017, "Loneliness and Social Isolation Among Young and Late Middle-Age Adults: Associations with Personal Networks and Social Participation", Taylor & Francis Online, https://www. tandfonline.com/ doi/full/10.1080/13607863.2017.1399345.

Clance, P. e Imes, S., 1978, "The Imposter Phenomenon in High Achieving Women: Dynamics and Therapeutic Intervention", *Psychotherapy: Theory, Research & Practice* 15(3): 241-247.

Costandi, M., 2016, *Neuroplasticity*, The MIT Press, Cambridge, EUA.

Dahlgren, E. e Lidström, C., 2018, *Hjälp jag är utmattad*, Norstedts, Estocolmo.

David, S., 2017, *Emotional Agility: Get Unstuck, Embrace Change and Thrive in Work and Life*, Penguin Life, Londres.

Davidson, R., Kabat-Zinn, J., Schumacher, M., Rosenkranz, D., Muller, S., Santorelli, F., Urbanowski, A., Harrington, K., Bonus, K. e Sheridan, J., 2003, "Alterations in Brain and Immune Function Produced by Mindfulness Meditation", *Psychosomatic Medicine* 65: 564-570.

Folkhälsomyndigheten, 2014, "Folkhälsan i Sverige, Årsrapport".

Fredrickson, B., 2004, "The Broaden-and-Build Theory of Positive Emotions", *Philosophical Transactions of The Royal Society B: Biological Sciences 359*: 1367-1378.

Gerge, A., 2014, *Empatitrött — Att utveckla välmående i vård- och omsorgsyrken*, Bulls graphic, Halmstad.

Glaser, R. e Kiecolt-Glaser, J., 2005, "Stress-Induced Immune Dysfunction: Implications for Health", *Nature Reviews Immunology* 5(3): 243-251.

Greenberg, M., 2016, *The Stress-Proof Brain: Master Your Emotional Response to Stress Using Mindfulness & Neuroplasticity*, New Harbinger Publications, Oakland.

Gross, J. e Thompson, R., 2007, "Emotion Regulation: Conceptual Foundations", *Handbook of Emotion Regulation* (3-24), Guilford Press, Nova York.

Gustafsson, T., 2015, "Intensiva intervaller en hit för konditionen", *Tidningen Idrottsforskning*, The Swedish Research Council for Sport Science, https://www. idrottsforskning.se/hogintensiv-intervalltraning-en-hit-for-konditionen/.

Hallowell, E., 2007, *CrazyBusy: Overstretched, Overbooked, and About to Snap!*, Ballantine Books, Nova York.

Hansen, A., 2016, *Hjärnstark — hur motion och träning stärker din hjärna*, Fitnessförlaget, Estocolmo.

Hansson, B., 2019, *Tankar för dagen*, Ordfront Förlag, Estocolmo.

Harris, D., 2017, *Meditation for Fidgety Sceptics*, Spiegel & Grau, Nova York.

Hassmén, P., 2014, *Nystart! Din väg till ett bättre liv*, Natur & Kultur, Estocolmo.

Heshizer, B. e Knapp, D., 2016, "Revisiting the Buffering Hypothesis: Social Support, Work Stressors, Stress Related Symptoms, and Negative Affectivity in a Sample of Public School Teachers", *Open Access Library Journal* 3(10).

Hjärnfonden, 2017, "Stress och stressrelaterad psykisk ohälsa: Ett bakgrundsmaterial från Hjärnfonden".

Hoolihan, P., 1984, "Stress and Recovery", *Hazelden Classics for Continuing Care*, Hazelden Publishing, Estados Unidos.

Ito, T., Larsen, J., Smith, N. e Cacioppo, J., 1998, "Negative Information Weighs More Heavily on the Brain: The Negativity Bias in Evaluative Categorizations", *Journal of Personality and Social Society* 75(4): 887-900.

Jeding, K., 2010, *29 sidor mot stress*, Albert Bonniers förlag, Estocolmo.

Kripke, D., Garfinkel, L., Wingard, D., Klauber, M. e Marler, M., 2002, "Mortality Associated with Sleep Duration and Insomnia", *Archives of General Psychiatry* 59: 131-136.

Lally, P., van Jaarsveld, C., Potts, H. e Wardle, J., 2010, "How Are Habits Formed: Modelling Habit Formation in the Real World", *European Journal of Social Psychology* 40(6): 998-1009.

Lee, K., 2014, *Reset: Make the Most of Your Stress*, Universe, Bloomington, Estados Unidos.

Leiter, M. & Maslach, C., 2000, *Sanningen om utbrändhet*, Natur & Kultur, Estocolmo.

Liu, Y., Wheaton, A., Chapman, D., Cunningham, T.J., Lu, H. e Croft, J., 2014 "Prevalence of Healthy Sleep Duration Among Adults", *MM WR Morbidity and Mortality Weekly Report 2016*; 65: 137-141, https://www.cdc.gov/mmwr/volumes/65/wr/mm6506a1.htm.

Loonen, A., Ivanova e S., 2016, "Circuits Regulating Pleasure and Happiness--Mechanisms of Depression", *Frontiers in Human Neuroscience 10*: 571.

Malmberg Gavelin, H., 2019, "Rehabilitation for Improved Cognition in Stress-Related Exhaustion: Cognitive, Neural and Clinical Perspectives", Universidade de Umeå, Umeå.

Malmström, C., 2014, *Stressa rätt*, Liber, Estocolmo.

Mayer, D.M., Myers, C.G. e Zhang, C., 2018, "To Cope with Stress, Try Learning Something New", Harvard Business Review, https://hbr.org/2018/09/to-cope-with-stress-try-learning-something-new.

McDade, T., Hawkley, L. e Cacioppo, J., 2006, "Psychosocial and Behavioral Predictors of Inflammation in Middle-Aged and Older Adults: The Chicago Health, Aging, and Social Relations Study", *Psychosomatic Medicine* 68(3): 376-381.

Mezuk, B., Choi, M., DeSantis, A., Rapp, S., Diez Roux, A. e Seeman, T., 2016, "Loneliness, Depression, and Inflammation: Evidence from the Multi-Ethnic Study of Atherosclerosis", *PLoS One 11*(7), doi: 10.1371/journal.pone.0158056.

Nilsson, R. e Vedlé, H., 2018, *Sluta stressa på jobbet — experternas bästa råd för ett bättre arbetsliv*, Hoi Förlag, Helsingborg.

Noonan, M., Mars, R. e Rushworth, M., 2011, "Distinct Roles of Three Frontal Cortical Areas in Reward-Guided Behavior", *Journal of Neuroscience* 31(40): 14399-14412.

Nylander, L., 2017, "Naturligt ljus fixar sömnrytmen", forskning.se, https://www.forskning.se/2017/06/21/naturligt-ljus-fixar-somnrytmen/.

Olofsson, K., 2015, *Vad alla behöver veta för att ta itu med jobbstressen*, B4PRESS.

Risberg, A., Risberg, D., Sternberg, I. e Westman, E., 2016, *Stress, prestation och återhämtning*, Kunskap till hälsa, Örnsköldsvik.

Rosendahl Jensen, H., Davidsen, M., Ekholm, O. e Illemann Christensen, A., 2017, "Soevn", Statens Institut for National Institute of Public Health, Dinamarca.

Sandström, A., 2010, "Neurocognitive and Endocrine Dysfunction in Women with Exhaustion Syndrome", Inst. för folkhälsa och klinisk medicin, Universidade de Umeå, Umeå, http://umu.diva-portal.org/smash/record.jsf?pid=di-va2%3A358778&dswid=-2217.

Sapolsky, R.M., 2003, *Varför zebror inte får magsår*, Natur & Kultur, Estocolmo.

Schiller, H., 2018, *Sömnpusslet: Arbete, stress och sömn — så får du bitarna att gå ihop*, Pagina, Estocolmo.

Schmidt, B., Bosch, J., Jarczok, R., Herr, A., Loerbroks, A., van Vianen, A. e Fischer, J., 2015, "Effort-Reward Imbalance is Associated with the Metabolic Syndrome — Findings from the Mannheim Industrial Cohort Study (MICS)", *International Journal of Cardiology 178*: 24-28.

Schwartz, S., 2017, *Unplug: Den enkla vägen till meditation och inre lugn*, Bokförlaget Forum, Estocolmo.

Statistics Sweden (SCB), 2004, "Barnens tid med föräldrarna", Statistics Sweden (SCB), 2018, "På tal om kvinnor och män".

Storoni, M., 2017, *Stress-Proof: The Scientific Solution to Protect Your Brain and Body*, TarcherPerigee, Nova York.

Instituto de Pesquisa do Estresse, 2012, "Stressmekanismer", ficha técnica.

Theorell, T., 2004, "Sången sänker stresshormonerna", 2004, *Sydsvenskan*, https://www.sydsvenskan.se/2004-06-22/sangen-sanker-stresshormonerna.

Theorell, T., 2016, "Körsång ändrar kroppens kemi", *Forskning & Framsteg issue 9*.

Tjänstemän om stress och press i arbetslivet, 2018, Novus survey carried out on behalf of the Unionen trade union, https://www.unionen.se/filer/rapport/rapport-tjans-teman-om-stress-och-press-i-arbetslivet.

Tornvall, P., Collste, O., Ehrenborg, E. e Järnbert-Petterson, H., 2016, "A Case-Control Study of Risk Markers and Mortality in Takotsubo Stress Cardiomyopathy", *Journal of American College of Cardiology 67*(16): 1931-1936.

Universidade de Haifa, 2017, "The Blue Light Emitted by Screens Damages Our Sleep", https://www.haifa.ac.il/index.php/en/2012-12-16-11-30-12/new-media/2528-the-blue-light-emitted-by-screens-damages-our-sleep.html.

Vickhoff, B., Malmgren, H., Aström, R., Nyberg, G.F., Ekström, S.R., Engwall, M., Snygg, J., Nilsson, M. & Jörnsten, R., 2013, "Music

Structure Determines Heart Rate Variability of Singers", *Frontiers in Psychology* 4(334): 1-16, https://www.frontiersin.org/articles/10.3389/fpsyg.2013.00334/full.

Zhang, C., Mayer, D. e Hwang, E., 2018, "More Is Less: Learning But Not Relaxing Buffers Deviance Under Job Stressors", *Journal of Applied Psychology* 103(2): 123-136.

AGRADECIMENTOS AOS ENTREVISTADOS

Gostaríamos de estender nossos mais calorosos agradecimentos a todas as pessoas que concordaram em nos conceder entrevistas pessoais para este livro.

Em primeiro lugar, agradecemos aos vários indivíduos que concordaram em compartilhar suas experiências de sofrimento por uma grave escassez de recarga.

Em seguida, queremos expressar nossa gratidão àqueles que compartilharam seus conhecimentos na área de estresse e recuperação:

Ellen Engvall, parteira e terapeuta de yoga medicinal.

Eva Espmark, clínica geral em um ambulatório local.

Sandra Hiort, personal trainer, consultora de saúde preventiva, educadora sobre relaxamento e estresse.

Göran Kecklund, professor do Instituto de Pesquisa do Estresse.

Sven Oldin, clínico geral em um ambulatório local.

Bodil Wennberg, psicólogo clínico e escritor.

Este livro foi composto na tipografia Minion Pro,
em corpo 11/15, e impresso em
papel off-white no Sistema Cameron da
Divisão Gráfica da Distribuidora Record.